新版 医学概論・用語

― 保健・医療・福祉について ―

緒方正名 編著

小林春男　著
緒方正敏

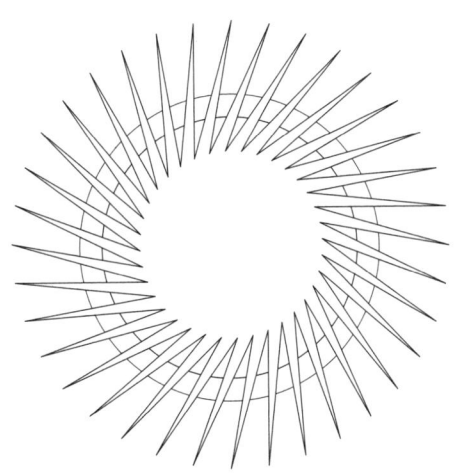

大学教育出版

改訂にあたって

　医学概論と医学用語は、表裏一体のものである。アルファベット順や50音順の用語は、体系的でないので無味乾燥である。この点から、医学概論の内の主要な言葉に「定義と概説」を加えて、医学用語とした。

　また、医学の内容を基礎医学・臨床医学・公衆衛生学関連分野に分けて説明し、各項目について解説すると共に、主要な部分を医学用語として、医学に関する概論と用語を同時に理解いただけるよう配慮した。

　また、日進月歩の医学の現状に鑑み、岡山大学医学部医学科、教授　小出典男先生のご助言の許に、基礎的な部分に遺伝、恒常性、老化、免疫について詳述し、生活習慣病、自己免疫疾患を加えた。また出来るだけ新しい、今日的な医学の知識を組み入れるように努力した。例えば、臓器移植法、精神保健福祉法等も加えることにした。

　さらに、新たに"医学用語集と解説"の項目を設け、各用語について要点の説明を加えると共に、索引を新たに追加した。また、公的介護保険、保健師、助産師、看護師、准看護師等の新しい法律の公布に従って書き改めた。

　今回はさらに、現在の医学の進歩およびこれに伴う法規の変化に対して、最新の統計値の記入を試みると共に、医学用語の略語、新しい感染症に対する法律、健康増進法、リハビリテーションに関するWHOのICFモデルを追加した。

　基礎医学・臨床医学・公衆衛生関連分野という、最新の医学の広い領域を記述することは極めて困難であるが、それらの基礎を解説するよう努力した。

　本書は、コメディカルの人の医学の概要と医学用語の理解のための入門書として利用いただければ、望外の幸せである。

2004年8月30日

編者

新版 医学概論・用語
―保健・医療・福祉について―

目　次

Ⅰ 基礎医学関連分野 ……………………………………………………… 7

 1．基礎医学と臨床医学 ……………………………………………… 8
 2．細胞と臓器 ………………………………………………………… 8
 3．遺伝と先天異常 …………………………………………………… 12
 4．内分泌 ……………………………………………………………… 18
 5．神経系 ……………………………………………………………… 21
 6．免疫と移植 ………………………………………………………… 23
  （1）免疫　23
  （2）免疫系　24
  （3）免疫関連疾患　25
  （4）移植と臓器移植法　27

Ⅱ 臨床医学関連分野 ……………………………………………………… 31

 1．感染症 ……………………………………………………………… 32
  （1）病原微生物　32
  （2）感染症対策　34
  （3）細菌性感染症　35
  （4）ウイルス性感染症（エイズ・SIRSを含む）　36
  （5）感染症からみた病原体のまとめ　40
  （6）プリオン病　41
  （7）最新の感染症の分類　43
 2．生活習慣病 ………………………………………………………… 43
  総論　43
  各論　44
  （1）悪性新生物　44
  （2）循環器疾患　50
  （3）糖尿病　57
  （4）痛風　60
  （5）自己免疫疾患と慢性関節リュウマチ　61
 3．難病 ………………………………………………………………… 62
 4．老化と関連疾患 …………………………………………………… 63
  総論　63
  （1）老化現象　63

（2）高齢者の疾患　*66*
　　各論　*66*
　　（1）泌尿器の疾患(尿失禁、前立腺肥大症、前立腺癌、腎不全)　*66*
　　（2）感覚器の疾患(視角(白内障、緑内障)、
　　　　　　　　　　聴覚および平衡感覚(老人性難聴、メニエール病))　*69*
　　（3）呼吸器の疾患(肺炎)　*71*
　　（4）運動器の疾患(骨粗鬆症)　*71*
　　（5）精神神経系の疾患(パーキンソン病、脊髄小脳変性症)　*72*
　　（6）精神系の疾患(痴呆)　*73*
 5．カルテの病名、健康診断項目 ………………………………………………… *74*
　　（1）カルテ　*74*
　　（2）病名　*74*
　　（3）診断項目　*75*

Ⅲ 公衆衛生学・予防医学関連分野 ……………………………………………… *78*
 1．公衆衛生学、予防医学 ………………………………………………………… *78*
　　（1）公衆衛生学　*78*
　　（2）予防医学(健康増進法を含む)　*78*
 2．衛生統計 ………………………………………………………………………… *79*
 3．食中毒と国民栄養 ……………………………………………………………… *82*
　　（1）食中毒　*82*
　　（2）国民栄養　*85*
 4．精神保健福祉法 ………………………………………………………………… *85*
　　（1）入退院の必要事項　*86*
　　（2）精神保健法の一部改正　*86*
　　（3）精神保健法の一部改正(1993(平成5)年)　*87*
　　（4）精神福祉法：精神保健及精神障害者福祉に関する法律の制定　*87*
 5．環境衛生学、環境医学 ………………………………………………………… *88*
　　（1）存在する場所による分類　*88*
　　（2）要素・原因物質による分類　*88*
　　（3）環境衛生　*89*
 6．在宅介護(在宅ケア) …………………………………………………………… *90*
　　（1）在宅ケアと施設ケア　*90*
　　（2）保健、医療、福祉の統合と新ゴールドプラン　*93*
　　（3）公的介護保険　*94*

　　　　（4）介護休業制度　　95
　7．保健・医療・福祉 ……………………………………………………………… 96
　　　　（1）包括医療　　96
　　　　（2）保健　　96
　　　　（3）医療　　96
　　　　（4）福祉　　96
　　　　（5）リハビリテーション　　96
　　　　（6）障害の構造（ICIDHとICFによる）　　97
　　　　（7）日常生活活動（動作）　　97
　　　　（8）生命・生活・人生の質　　98
　8．医療関係法規等 ………………………………………………………………… 99
　　　　（1）医師法　　99
　　　　（2）保健師、助産師、看護師、准看護師　　99
　　　　（3）理学療法士、作業療法士　　100
　　　　（4）医療法　　100
　　　　（5）診療録（医師法第24条）　　100
　9．最新の衛生統計値 ……………………………………………………………… 101
　10．健康寿命 ………………………………………………………………………… 102

Ⅳ　医学用語と解説 ………………………………………………………………… 103
　Ⅰ．基礎医学関連分野 ……………………………………………………………… 104
　Ⅱ．臨床医学関連分野 ……………………………………………………………… 108
　Ⅲ．公衆衛生学・予防医学関連分野 ……………………………………………… 113

参考図書 ………………………………………………………………………………… 117

索　引 …………………………………………………………………………………… 119

I 基礎医学関連分野

1. 基礎医学と臨床医学

医学（medicine）
　病気を予防したり（予防医学）治す（治療医学）行為であり、健康と病気に関する全てのことを取り扱う科学をいう。
　教育系による分類について述べる。

基礎医学（basic medicine）
　　生理系…………正常な人体の構造と機能を対象とする系
　　病理系…………疾患と治療に関係した基礎事項を対象とする系
　　社会医学系……社会と関連の深い医学の系

臨床医学（clinical medicine）
　実際に患者に接し、これを観察研究し、治療する医学。
　　内科系…………手術を必要としない臨床系
　　外科系…………手術を必要とする臨床系

　　　注：医学生教育上の原則的分類である。

2. 細胞と臓器

　人体の構造上の特性は、細胞（図Ⅰ-1）を単位とし、細胞→組織（上皮組織）→器官（食道）→器官系（消化器系）→個体の仕組みで構成される。
　人体の機能上の特性は、神経系、循環系、生殖系、消化吸収系（図Ⅰ-2）の他、代謝、遺伝、老化、恒常性、免疫等である。

細胞

定義と概説

動植物の生命活動の基礎をなす微細構造の単位である。

細胞内小器官として、

- 核（遺伝子を含む）、染色体は、DNA（デスオキシリボ核酸の2重らせん構造）ヒストン（蛋白）よりなる。
- ミトコンドリア（クエン酸回路による、組織呼吸によるエネルギーにより、細胞内の蓄電池といわれるATPを生成する）
- 粗面小胞体は、表面にリボゾーム付着のため、表面がざらざらする。
- リボゾーム（蛋白質合成、粗面小胞体の一部をなす）
  蛋白合成ではまずリボ核酸（RNA）よりなるメッセンジャーRNA（mRNA）が染色体の情報（2重らせん上のDNAの構造）について、その符号を塩基の法則によって読み取り（転写）、核外に出て、リボゾーム表面に到着する。次いで、転移RNA即ち、transferリボ核酸（tRNA）がmRNAの構造の符号を塩基の法則によって読み取って配列し、tRNAに結合したアミノ酸（AA-tRNAのAA）が、ペプチド結合により順次つなぎ合ってペプチドや蛋白質（類）を合成する（翻訳）。これにより染色体上の2番らせんのDNAの構造に対応した蛋白構造が定まる。
- 滑面小胞体（解毒作用を持つ）
- ゴルジ装置（分泌顆粒を合成する）

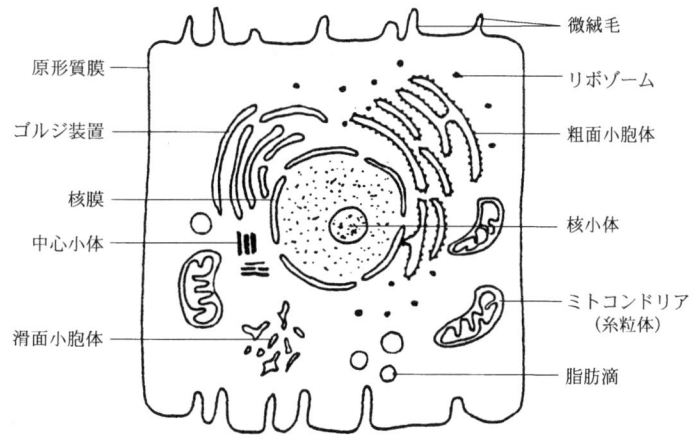

図Ⅰ-1　細胞（伊東一郎、『解剖生理学　知識の整理』、医学出版）

血液

> 定義と概説

心臓、動静脈を循環する液体及び浮遊有形成分である。
体重の約1/13……体液（細胞内外の水分）は体重の60％を占める。
放置すると次のように分離する。
抗凝固剤を入れると……血球と血漿（血清及びフィブリノーゲン等の凝固因子）
　　　　　入れないと…血餅（血球とフィブリン）と血清

① 血球……赤血球（450〜500万個/mm^3）、血色素（平均男性16g/dl、女性14g/dl）
　　　　　白血球（6000〜8000個/mm^3）、顆粒球（好中・好酸・好塩基球）、無顆粒球（単球、リンパ球）の構成である。白血球の働きは細菌の食作用で、リンパ球（T細胞、B細胞）は免疫を担当する。血小板（20〜30万個/mm^3）で血液凝固作用がある。

② 血漿……アルブミン（肝で産生）、グロブリン（γグロブリンには免疫グロブリンが存在する）、フィブリノーゲン等を含む。

③ 生成器官…赤血球は骨髄、白血球中の顆粒球及び血小板は骨髄、Bリンパ球はリンパ節、Tリンパ球は胸腺である。

呼吸

> 定義と概説

酸素が燃料である。有機分子酸化のため用いられる。
分類として、次の2つがある。
・肺呼吸（血液は外界より酸素を取り、外界に炭酸ガスを出す）
・組織呼吸（組織は血液より酸素を取り、外界より炭酸ガスを出す）
肺呼吸路…鼻腔→咽頭→気管→肺（気管支、肺胞）肺（右3葉、左2葉）。

消化

> 定義と概説

摂取された食物が組織の合成及びエネルギー放出のための同化作用に適する物質に変換させられる過程。

消化管…食道→胃→十二指腸→小腸（空腸・回腸）→大腸（上行・横行・下行・S状結腸）→直腸

消化腺…①唾液・胃・腸腺　②肝臓　③膵臓、外分泌（膵液）、内分泌（インスリン、グルカゴン）

胃癌、消化性潰瘍（胃潰瘍、十二指腸潰瘍）

皮膚

表皮、真皮、皮下組織よりなり、汗腺はエクリン腺、アポクリン腺（濃い汗）感覚受容器よりなる。

循環

血液の循環を司る器官をいう。心臓（冠循環）、肺循環、体循環、リンパ系よりなる。

体循環：左心室→大動脈→毛細血管→大静脈→右心房

肺循環：右心室→肺動脈→肺胞の毛細血管→左心房

支持運動器官

骨格［①骨膜、②骨質（骨皮質又は緻密質）、③軟質、④骨髄］、筋肉［骨格筋（黄紋あり、随意筋）、心筋（黄紋あり、不随意筋）、平滑筋（黄紋なし、不

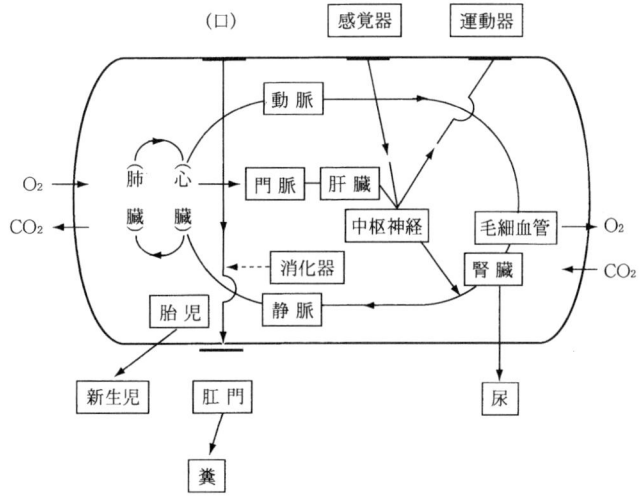

図 I-2　器官系の相互関係（緒方）

随意筋）よりなり、骨格筋は赤筋（緩徐筋）、白筋（敏速筋）よりなる］

内分泌器官

　臓器で作られた物質が、血行を介し遠隔部の臓器をコントロールする形式で、臓器とホルモンの関係では中枢的存在は脳下垂体前葉にある。そして脳下垂体（前葉－成長・内分泌刺激ホルモン、後葉－バゾプレッシン）、甲状腺（サイロキシン）、副甲状腺（パラソルモン）、副腎（皮質－コルチコステロイド、髄質－アドレナリン）、性腺がある。なお視床下部ニューロンは、下垂体ホルモン分泌に対し、放出ホルモン、抑制ホルモンを分泌している。

神経系

　中枢神経系（脳・脊髄）、末梢神経系（体性神経系・自律神経系）に分類される。

感覚器

　①体性感覚器［皮膚（痛覚〈知覚神経末端〉・触・圧覚〈マイスネル・パチニー小体等〉・温覚〈ルフィニー、クラウゼ小体〉）・筋肉］、②内臓感覚器、③特殊感覚器［目・耳－聴覚（蝸牛）・平衡覚（前庭・半規管）・舌（味蕾）・鼻（嗅細胞）］

生殖器

　男性生殖器、女性生殖器（内分泌の項参照）よりなる。

3. 遺伝と先天異常

遺伝(heredity)

<u>定義と概説</u>

　親の形質が子孫に伝えられることをいう。

遺伝子(gene)
定義と概説

染色体上に存在し、細胞分裂で再生される。そして蛋白合成を支配出来る最小単位をいう。

染色体(chromozome)
定義と概説

動物核内にある構造体(人は46個)で遺伝子の担体である。

医療福祉分野では、その障害で起こる心身障害児との関係が深い。

先天異常(congenital abnormality)
定義と概説

出生時に見られる構造異常で、遺伝障害と胎児障害がある。

出生前の正常と外れた状態(遺伝疾患：受精前、正常と外れた状態)で胎児期の変化「胎児障害」(先天梅毒等)を含む。

(1) 遺伝障害(家族性・同胞性がある)
(2) 胎児障害(家族性・同胞性がない)
　① 体芽病：妊娠3カ月迄で、先天性風疹症候群、サリドマイド、ダイオキシンによる胎児障害等
　② 胎児病：股関節脱臼(胎児に比べて子宮が狭い時等)
　③ 周産期障害：脳性麻痺等

遺伝病の成立

(1) 体細胞の染色体で、減数分裂時に対をなす2本の染色体を相同染色体という。
　① 常染色体：父親、母親より1対あり、22対存在する。劣性遺伝例／ある染色体を一方が正常、一方が異常の場合等にA、aで表す。
　② 性染色体：女性はＸＸ、男性はＸＹであり、全染色体数は46個である。
(2) 性細胞：減数分裂により、常染色体数は1/2になる。表示法として、
　　　常染色体は、精子、卵子共に常染色体1対の内の1本、Aまたはa。
　　　性染色体は、精子(XまたはY)卵子(Y)とする。

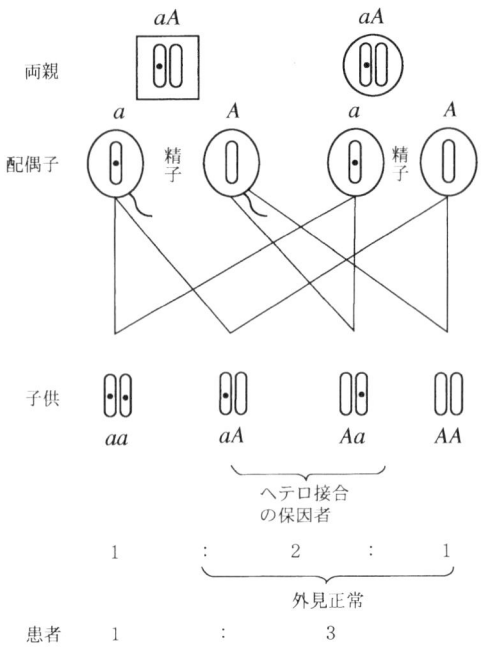

図Ⅰ-3 常染色体性劣性遺伝のしくみ（大倉興司、『人類遺伝学入門』、医学書院）

（3）受精時：常染色体は、精子Aと精子aが卵子Aと卵子aに受精すると、受精卵の組合せは、①精子A×卵子A＝受精卵、AA、②精子A×卵子a＝受精卵、Aa、③精子a×卵子A＝受精卵、Aa、④精子a×卵子a＝受精卵、aaを産生する。

父：A、a　　母：A、a　→　子供（受精卵）：AA、2Aa、aaとなる。

Aaを異型接合体という。

Aaが正常では、常染色体劣性遺伝。発病では、常染色体優性遺伝となる。

性染色体は、精子X×卵子Xで受精卵、XX ──→ 女性

　　　　　　精子Y×卵子Xで受精卵、XY ──→ 男性

　　　　（精子Xは受精後、女性の体細胞となり、精子Yは受精後、男性の体細胞となる）

遺伝病

（1）単一遺伝

　1）遺伝形式

① 常染色体劣性遺伝：ａを病的遺伝子、Ａを正常遺伝子とする。
　　ＡＡは正常、ａａは患者、Ａａは正常であるが、病的遺伝子を伝える保因者である。
② 常染色体優性遺伝：Ａを病的遺伝子、ａを正常遺伝子とする。
　　ＡＡは患者、Ａａは患者、ａａは正常である。
　　通常は両親のどちらかがＡａの場合が多く、Ａａ（患者）＋ａａ（正常者）で、子供はＡａ＋Ａａ（患者）、ａａ＋ａａ（正常者）で半数が患者となる。
③ 伴性劣性遺伝
　　父親ｘＹ（ｘは病的遺伝子）で患者、母親ＸＸで正常の時、男子はＸＹ＋ＸＹで全員正常、女子はｘＸ＋ｘＸで全員外見正常な保因者となる。
　　父親ＸＹで正常、母親ｘＸで保因者の時、男子は、ｘＹ、患者＋ＸＹ、正常者（半数が患者）、女子は、ｘＸ、保因者＋ＸＸ、正常者（半数が保因者）となる。

2）異型接合体：正常ｘ異常の場合よりみた優性、劣性
　常染色体劣性遺伝：Ａａ；外見正常で保因者
　常染色体優性遺伝：Ａａ；患者
　伴性劣性遺伝：女性ｘＸは正常で保因者（劣性）だが、男性ｘＹは患者（優
　　　　　　　　性）と要約される。

3）遺伝病
　優性遺伝病：軟骨形成不全症－四肢短い、多指。
　劣性遺伝病：多くのアミノ酸代謝異常、例／フェニールケトン症、精神薄弱、赤毛（フェニールアラニンの蓄積による）。
　伴性遺伝病：男性がほとんど。①血友病：血液凝固Ⅷ因子不足、凝固不全。
　　　　　　　②色盲：赤緑色盲等。網膜の錐体細胞の感光物質が乏しい。
　　　　　　　③筋ジストロフィー：新生児期に筋緊張低下、顔面麻痺、精神薄弱。

（2）多因子遺伝
　多数の遺伝子で形質が決まる。先天性心疾患等。

染色体異常(chromosome aberration)……羊水で診断可能とされている。

（1）構造の異常
　　猫泣き症候群：5番目染色体の異常で短腕欠損、子猫の泣き声、丸顔、眼間
　　　　　　　　　開離の症状がある。
（2）数の異常
　　常染色体：ダウン症候群（蒙古症）－21染色体のトリソミー（出産の1/1000）。
　　　　　　　高齢出産に多く短頸、眼裂斜上、精神発達遅滞の症状がある。
　　性染色体：ターナー症候群（染色体数45）は、Xのみで、低身長、無月経の
　　　　　　　症状がある。精神発達遅延が多い。外見は女性である。
　　　　　　　クラインフェルター症候群（染色体数47）は、ＸＸＹで、睾丸小、
　　　　　　　無精子症である。Y染色体を持ち、男性に属する。

新たな分野
（1）遺伝相談：教育されたコーディネーターが行う。
　　　　　　　方針は、発病の確率等客観的なデータを示して本人に判断させ
　　　　　　　る。自分が人の相談を受ける、又自分の問題を相談すると仮定
　　　　　　　して考える。
　1）近親婚
　　　劣性遺伝の場合、悪い（又は良い）遺伝子の現れる確率は、従兄結婚で
　ほぼ1/16 q（qは劣性遺伝子の頻度）、他人婚では、q^2となる。
　　　無カタラーゼ血液症では、qは1/1000であるので、無カタラーゼ血液症
　の現れる確率は、他人結婚では、1/（1000×1000）＝1/100万、従兄結婚で
　は、ほぼ1/1.6万となり、他人結婚の約60倍となる。
　2）優性遺伝の場合の発病の確率
　　　網膜芽細胞種では、保因者の発病する確率（浸透度）は80％である。
　　　発病者（Ａａ）x 正常者（ａａ）の場合。保因者（Ａａ）は50％であるが、
　発病する確率は80％であるので、40％は発病する確率を持つことになる。
　3）妊娠中に風疹に罹った場合
　　　先天性風疹症候群（白内障、聾唖、心奇形等）は、過去の資料を示し、
　判断は親に任す。
（2）遺伝病の予防
　1）発症前の予防（一次予防）

① 羊水診断→染色体異常の場合

妊娠15週付近の妊婦の胎児を覆う羊水を、穿刺し培養して染色体分析をする。

高齢初産婦で、ダウン症候群の可能性の考えられる時は、21染色体が3本あるか否かを調べる。伴性劣性遺伝病(血友病)では、女性か男性(発病の可能性大)かを調べ得る………倫理的問題のあることに注意。

② 保因者の検索

無カタラーゼ血液症は、保因者の血液カタラーゼは正常の1/2である。このように保因者の検索出来るものは、保因者同士の結婚も本人達が同意すれば、これを控える方法もある。

2) 発症後の早期発見、早期治療(二次予防)

先天性アミノ酸代謝異常症(ほとんどは、知的障害者)には、フェニールケトン症、ヒスチジン症等がある。

新生児の血液よりその中のアミノ酸を定量して測定により検出する。フェニールケトン症は7万人に1人であり、ヒスチジン症は8000人に1人である。

フェニールケトン症の場合

アミノ酸の1種、フェニールアラニンよりチロジンを触媒する水酸化酵素の欠損で、フェニールアラニンが血中に増加し、これを測定する。フェニールアラニンは、大脳に毒性があり、知的障害者となる。

治療としては、フェニールアラニンを含まぬ治療用ミルクを与えるとよい。

(3) 成人病と遺伝

疾病は、多かれ少なかれ遺伝と環境が関与している。

片親、特に両親が高血圧、糖尿病の該当者は、当該疾病になりやすく、発病年齢が早いので、リスク要因(肥満、運動不足による高脂血症)には正常の人より注意する。

4. 内分泌

内分泌(internal secretion)、**ホルモン**(hormone)
> 定義と概説

①身体の部分や器官で作られる。②血液によって他の器官に運ばれる化学物質。③効果に特異性があり、器官の機能に影響を及ぼす。④自律神経と共にサイバネティックス（自動調節機構）を作っている。

サイバネティックスとは、体液量、水素イオン濃度（pH7.35～7.45）、血糖（早朝立位時70～116mg/dl）、体温（直腸温36.2～37.8℃、口腔温は約0.5℃低い）等を一定に保持する調節機構のことである。そしてこれらに加えて生体内の多数の器官によって、生体恒常状態（ホメオスターシス）が保たれている。

ビタミン（vitamin）

天然食品中に微量に存在する有機物質で、正常な物質代謝に必須であるが生体では合成出来ない。食物中に欠乏すると欠乏症が生ずる。

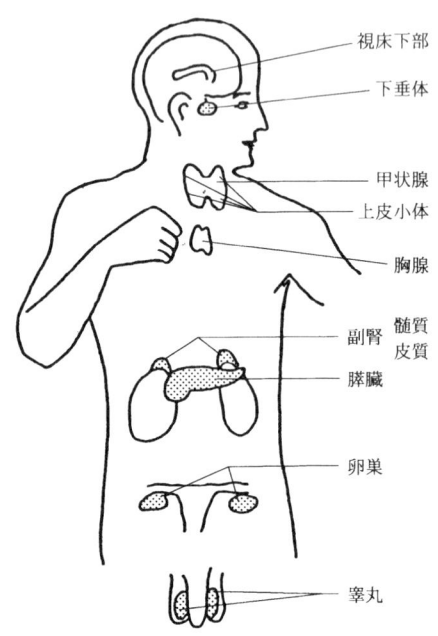

図Ⅰ-4　おもな内分泌器官（中山、『図説　生理学テキスト』、中外医学社）

ホ　ル　モ　ン：内分泌腺合成→血液→標的臓器→生理機能（微量で有効）
　　ビ　タ　ミ　ン：生体内合成不可－栄養素（微量で有効）
　　　　　　　　　　脂溶性－Ａ、Ｄ、Ｅ、Ｋ　水溶性－Ｂ類、Ｃ
　　ビタミン欠乏症：Ａ；夜盲症、B_1；脚気、Ｃ；壊血病、Ｄ；くる病

ホルモン各論〔　〕内は関連疾病
（１）脳下垂体又は下垂体：全ての内分泌腺の中枢的存在。但し、視床下部か
　　　　　　　　　　　　ら放出される放出ホルモン、抑制ホルモンで調節される。
　　　　　前　　葉：①成長ホルモン〔亢進：巨人症、低下：下垂体性侏儒〕、プ
　　　　　　　　　　ロラクチン
　　　　　　　　　　②内分泌刺激ホルモン
　　　　　　　　　　　・性腺刺激ホルモン
　　　　　　　　　　　・乳腺刺激ホルモン
　　　　　　　　　　　・副腎皮質刺激ホルモン（ACTH）
　　　　　　　　　　　・甲状腺刺激ホルモン
　　　　　後　　葉：バゾプレッシン（尿濃縮）、オキシトシン（妊娠子宮の収縮）
　　　　　　　　　　〔低下：尿崩症〕
（２）甲　状　腺：基礎代謝上昇
　　　　　　　　　〔亢進：バセドウ病、低下：クレチン病（成長前）・粘液水腫（成
　　　　　　　　　長後）〕バセドウ氏病では甲状腺腫、眼球突出、頻脈が３主徴
（３）副甲状腺（上皮小体）：血中カルシウム上昇〔低下：テタニー〕
（４）副腎皮質：有機物代謝（糖、蛋白）、無機代謝（電解質代謝、水分代謝）、
　　　　　　　消炎作用〔亢進：クッシング病、低下：アジソン病〕
（５）副腎髄質：アドレナリン－交感神経刺激、血圧上昇、心拍増加
（６）膵　　臓：β細胞→インスリン；血糖下降〔低下：糖尿病〕
　　　　　　　　α細胞→グルカゴン；血糖上昇
（７）性ホルモン：男性ホルモンは男性の第２次性徴、女性ホルモンは女性の
　　　　　　　　第２次性徴を現す作用がある。
　　　女性ホルモン：月経周期は、脳下垂体前葉より分泌される卵胞成熟ホルモ
　　　　　　　　　　ン、黄体ホルモンで支配される。

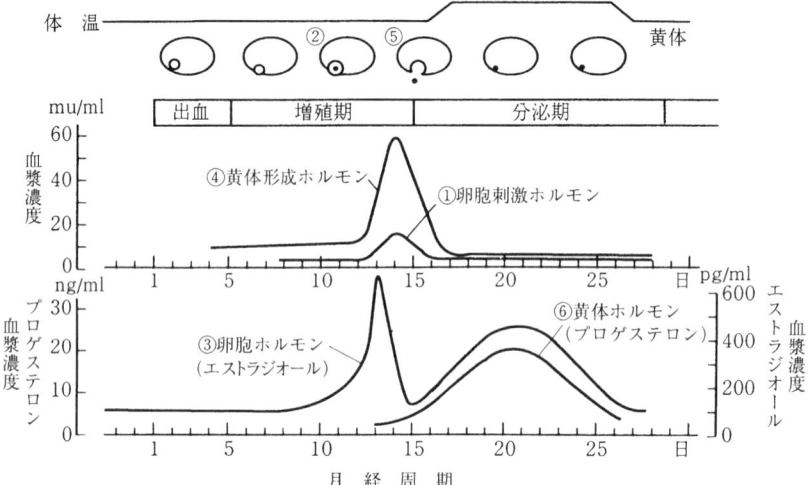

図Ⅰ-5 月経周期における黄体形成ホルモン、卵胞刺激ホルモン、黄体ホルモン、卵胞ホルモン（中山、『図説 生理学テキスト』、中外医学社）
ホルモンの経過は、①→④の順序に進む。

1) ①卵胞刺激ホルモン→②成熟卵胞→③卵胞ホルモン（エストラジオール）→子宮内膜の増殖。
2) ④黄体形成ホルモンの急増（サージ）→⑤成熟卵胞の排卵、黄体形成→⑥黄体ホルモン（プロゲステロン）→子宮内膜腺の分泌促進（受精卵の着床の準備）。着床せず→性ホルモン減少→ラセン動脈の痙攣→壊死した粘膜＋血管より漏れた血液（月経）。（①～⑥は図Ⅰ-5に対応）

基礎体温法：黄体ホルモンによる体温上昇→排卵し黄体となった時期には妊娠しにくい原理を利用した方法（図Ⅰ-5）。

妊娠反応：排卵後の卵→腹腔→卵管（受精）→子宮粘膜に着床→分裂し胎盤形成－じゅう毛（母体の血液成分を膜を通して吸収）→じゅう毛性ゴナドトロピン（性腺刺激ホルモン－黄体形成ホルモンに似た作用、妊娠黄体に作用し黄体ホルモンを分泌）→尿中排泄→じゅう毛性ゴナドトロピンの抗体を用い測定。

男性ホルモン：第2次性徴発現の他、骨端線閉塞を助け、精子形成作用がある。

(8) 伝達物質　神経からの伝達物質により、効果器が応答する。

1) 運動神経より筋終板を通して筋肉への伝導物質は、アセチルコリンである。
2) 自律神経では、交感神経の節後神経と効果器の間の伝導物質は、ノルアドレナリンである。副交感神経の節後神経と効果器の間の伝導物質は、アセチルコリンである。
3) 自律神経(交感神経、副交感神経)の節前、節後せんい間の伝導物質は、いずれもアセチルコリンである。

(9) ストレスの影響：非特異的刺激である外傷、寒冷により防衛反応を生ずる。脳下垂体前葉(ACTH分泌)→副腎皮質系ホルモン分泌→代謝の促進期となる。終わりには刺激に耐えられなくなり疲労期に到る。

5. 神経系

神経細胞の単位(ニューロン：neurone)刺激による興奮は、①ニューロンの樹状突起 ②細胞体 ③軸索(髄鞘を含む)よりなり①→②→③の順に伝達する。

(1) 分類
1) 中枢神経
脳、脊髄(脳と末梢神経の中継と反射中枢を持つ)
脳幹(脳より大脳・小脳を除いた部分)
① 大脳
② 小脳
③ 脳幹──間脳─視床下部─(交感神経に作用)
　　　　　　　　　　─(脳下垂体前葉→ホルモン)
　　　　　──中脳(瞳孔の開閉、姿勢)
　　　　　──橋(三叉神経の核)
　　　　　──延髄─心臓拍動・血管運動・呼吸中枢、副交感神経の核(顔面神経→唾液腺、迷走神経→心臓、肺臓、消化器)

注：1) 脳より大脳・小脳を除いた部分と定義し、脳幹に間脳を入れない人もある。
　　2) 交感神経は胸髄、腰髄より発する。

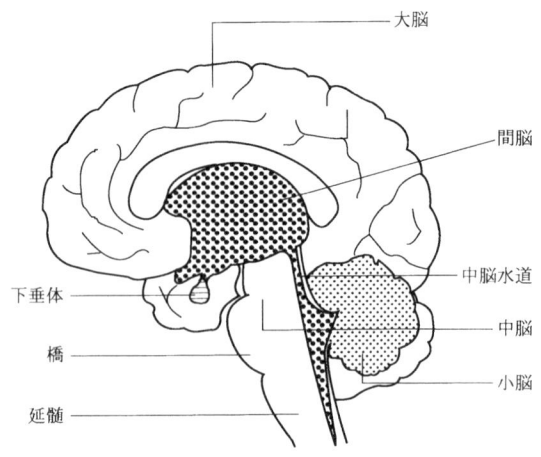

図Ⅰ-6　脳幹の機能（Medi File 48, 1998）

2）末梢神経
　① 体性神経
　　・感覚神経
　　・運動神経（筋肉）┌錐 体 路－〔随意運動
　　　　　　　　　　　│　　　　　　（延髄と脊髄の境で錐体交差あり）〕
　　　　　　　　　　　└錐体外路－〔不随意運動＋筋緊張〕
（錐体外路の機能が抑制されるとパーキンソン病、昂進すると舞踏病となる。）
　② 自律神経（内臓）：視床に交感神経の促進野、抑制野等がある。
　　・交感神経（活動的－エネルギー消費）
　　・副交感神経（保存的－エネルギー貯蓄）
（2）生体機能より見た脳幹
　① 体温－視床下部の体温中枢（温熱・寒冷中枢）→延髄の血管運動中枢
　② 呼吸－延髄の呼吸中枢－吸気筋、呼気筋、炭酸ガス（頚動脈等受容体）
　③ 血液循環－延髄の心臓拍動中枢（洞結節）
　　血管運動中枢（炭酸ガス増加→中枢→交感神経→血管縮小→早くする）
　④ 自律神経系→交感神経－副腎髄質－アドレナリン等－心臓（促進）
　⑤ 内分泌→視床下部→脳下垂体前葉－副腎皮質・甲状腺・性ホルモン等の
　　分泌
　⑥ 意識は、脳幹の中心部の中脳網様体の活動にあるといわれる。

(3) 脳死(全脳死)とは

　脳幹死(大脳は生、脳幹のみ死)であって植物状態(脳幹は生、大脳機能は死)をいう。
① 人工呼吸器の発達(心臓は、強心剤で10日位は機能保持) — 脳幹の機能の一部代償可能。
② 臓器移植の発達(心臓・肝臓移植)
③ 問題点：判定法は完全か？ 医療体勢は整っているか？ 社会体勢は充分か？ の解決が必要とされる。

6. 免疫と移植

　生体は免疫系が不完全になるとエイズの例の如く日和見感染で死亡する。また、免疫の性質を利用して、予防接種で感染症の予防が可能である。しかし免疫の私達に都合の悪い例として、移植の拒絶反応、過敏症(花粉症等)があげられる。

(1) 免疫 (immunity)

　定義と概説

　抗原に対して個体が接触して得られる抵抗性をいう。免疫には細胞性免疫と体液性免疫が存在する。

1) 定義の要点
　① 自己と非自己を認識する。
　② 非自己を記憶する。
　③ 非自己に選択的に反応→排除。

2) 分類
　① 細胞性免疫：感染細胞や癌細胞を破壊する。
　　 体液性免疫：感染源微生物を分解する。
　② 自然免疫と人工免疫：病後免疫と予防接種
　③ ア) 活動免疫：被免疫固体に病原菌、弱毒病原菌(ワクチン等)が侵入

して免疫個体とする。

　　イ）被動免疫：非免疫個体─────→免疫個体（活動免疫による）
　　　　次で免疫個体の血清を患者に移入
④　例
　　自然獲得
　　　　被動免疫（母子免疫）
　　　　活動免疫（病後免疫）
　　人工獲得
　　　　被動免疫（血清療法）
　　　　活動免疫（予防接種）

(2) 免疫系

1) リンパ球（骨髄幹細胞由来）はB細胞（Bリンパ球：リンパ節の胚中心にあるリンパ球）とT細胞（Tリンパ球：胸腺由来のリンパ球）よりなる。Bは、bone に由来。Tは、thymus に由来。

作用機序は

　　B細胞：抗原→（マクロファージ）→抗原提示→B細胞→プラズマ細胞→
　　　　抗体→抗原に作用する（体液性免疫）。

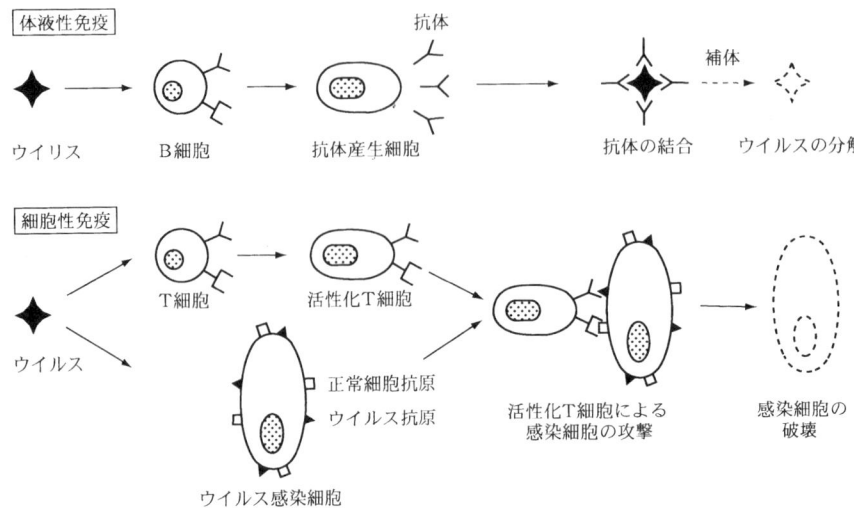

図Ⅰ-7　抗ウイルス作用を例にした体液性免疫と細胞性免疫の機構
（小山・大沢、『免疫学の基礎』p.5を一部改変、東京化学同人）

T細胞：抗原（マクロファージ）→抗原提示→感作T細胞→抗原保有細胞に作用する（細胞性免疫）。
2）細胞性免疫
　T細胞の種類
　　① ヘルパーT細胞即ちCD4$^+$T細胞（B細胞の抗体産生促進及びキラーT細胞即ちCD8$^+$細胞の活性化、エイズではこの細胞が選択的に破壊される）
　　② サプレッサーT細胞（抑制）
　抗原と作用
　　① リンフォカイン産生T細胞（リンフォカインはマクロファージの抗原貪食促進）
　　② キラーT細胞（標的細胞の溶解－移植免疫の拒絶反応にも関わる）
　注：インターフェロン（α、β、γ）は、ウイルス感染細胞から分泌され、他の細胞に取り込まれてウイルスの増殖を防ぐ（C型肝炎の30％は、インターフェロンの注射で完治する）。しかしウイルスの種別に対する特異性はない。リンフォカインは刺激により、リンパ球より放出される生物活性物質をいう。

3）体液性免疫
　① 抗原；高分子で決定基（対抗体結合部位）を持つ。
　② 抗体
　　　IgG：分子量15万、感染時にIgMに次いで現れる。胎盤を通過、他の抗体は通過せず。
　　　IgM：90万、血液型抗体。感染初期にのみ現れる。
　　　IgE：19万、肥満細胞と結合し、過敏症抗体。
　　　IgA：16万、分泌性抗体。初乳抗体の他、呼吸器、消化管で免疫反応を行う。
　③ 抗体産生のクローン選択説
　　小リンパ球は、全ての抗原に対する抗体をレセプターとして持つ。
　　抗原が入ると抗体を作るリンパ球が分化しプラズマ細胞となり、その抗原に特異的な抗体を作る。
　　自己抗原に感作された細胞のクローンは、胎児の胸腺で排除されるので自己の成分（抗原）とは反応しない。

④　胎児免疫

　　胎盤の母体血と胎児血：じゅう毛間腔は母体血、じゅう毛血管（胎児血）を分離。血液型抗体IgMは通過しない→血液型の異なる両親でも胎児に免疫反応はない。

　　新生児の抗体：母体の抗体は、IgGは胎盤経由、IgAは初乳経由で移行。移行後は、生後一定期間（約6カ月）で消失し突発性発疹が起こりやすくなる。

(3) 免疫関連疾患

1）新生児黄疸

　病因：Rh血液型抗体は、Rh＋胎児でRh－の母親（父親Rh＋のため）から生ずる疾患。

① 第1子出産の時胎盤出血で感作（母親にIgGが生産される）。
② 第2子の時母親のIgGは胎児の赤血球を破壊し、新生児黄疸を生ずる。治療法としては交換輸血等が行われる。

　　なお、ＡＢＯ式血液型抗体は、IgMで胎盤通過せず。上述のような不適合は殆ど問題にならない。

2）自己免疫疾患

自己の抗体が変化して、自己の成分に反応する抗体を生ずる。

① 慢性関節リュウマチ→詳しくはp.60に後述する。
　女性に多い慢性疾患
　病因：リュウマチ因子（変性IgGと反応するIgM抗体）が関節滑膜に生成。自己免疫疾患。
　症状：手関節の腫張→多関節炎。関節軟骨、骨が破壊され関節機能障害をきたす。寝たきり、車椅子で介護必要。

3）過敏症、アレルギー疾患

　定義と概説

　感受性のある個体が特定のアレルゲン（抗原）によって引き起こされた著しい反応性を示す免疫状態。生体が最初に免疫物質に接触した時は免疫反応を示さないが感作される。2、3週間後に同じ免疫物質に触れるとB細胞、T細胞が増加してアレルギー反応を示す。脱感作療法は花粉エキス等を少量ずつ注射

し抗体の反応基をつぶす。即ち、少量の抗原を順次増量して、最後には大量の抗原により免疫寛容を誘導する。

　分類と解説
　　（Ⅰ型）花粉症等：花粉症に対するIgE抗体が肥満細胞のレセプターに結合、花粉が抗体と結合すると、ヒスタミンを放出し花粉アレルギーを生ずる。平滑筋収縮→喘息等。
　　（Ⅳ型）感作Ｔ細胞→リンホカイン→炎症、遅延型過敏症を発症。　例／ツベルクリン反応。
　４）免疫不全症候群　ヘルパーＴ細胞等が破壊されるので、常在菌の毒性を発揮し日和見感染を生ずる。
　　　日和見感染：エイズ、免疫抑制剤の使用、癌の末期に免疫力が衰えると常在菌が毒性を発揮する感染性疾患の発症の場合をいう。カリニ肺炎、単純ヘルペス等。日和見腫瘍としてのカポジ肉腫がある。
　５）腫瘍免疫：これは、細胞免疫である。

(4) 移植と臓器移植法
　１）移植（transplantation）
　定義と概説

　ある部位または他の人から採った組織や臓器を他の臓器に植え付けること。生きた組織または細胞をドナー（提供者）からレシピエント（受領者）に移す。レシピエントに植え付けられた組織が機能的に完全なように植える。
ａ．分類
　　自家移植：自分自身の組織をある場所から他の場所に植える。
　　　　　　　例／大伏在動脈（ふともも）を冠動脈のバイパスに使う。
　　同種移植：同じ種類で遺伝子学的に異なる個体間の移植。例／心臓・腎臓移植等。
　　異種移植：異なった個体間の移植。例／豚の心臓弁を人に植える試み等。
ｂ．拒絶反応
　　　ドナーの移植片（graft）をレシピエントの細胞性抗体が免疫反応により

除外する反応。ドナーとレシピエントのHLA（ヒトの白血球抗原）が一致しないと、角膜以外は拒絶反応が起こる。

c．各臓器の移植

① 腎臓移植

腎不全（老廃物の血液から尿としての排泄が極度に低下）が適応。

人工透析：8万9000人に行った。死後提供の意志→腎バンク。

「提供者の組織適合検査（HLA検査）を地方腎移植センターで適合性の合致した移植希望者より腎臓提供医療機関で腎臓を取り、移植手術を腎臓移植医療機関で行う。移植コーディネーターをセンターに設置」

臓器移植法成立以前は腎臓移植法によった。

② 角膜移植

混濁角膜を取り除き、死体からの角膜を移植する。HLA検査不要。

提供意志のある者は、アイバンクで登録。提供医療機関と移植医療機関で行う。

③ 骨髄移植

対象：白血病、重症再生不良性貧血。HLAの型が一致することが必要。

募集：提供者は「骨髄バンク」即ち各地の血液センターの地方骨髄データセンターで登録、中央骨髄データセンターで管理。

コーディネート事業…財団及び財団移植コーディネーターが、ドナー、患者、医療機関の連絡調整を行う。

2）臓器移植法

移植に限り、脳死をヒトの死と認める臓器移植法案が、1997（平成9）年衆議院を通過。対象臓器は心臓、肝臓、肺、腎臓、眼球、膵臓、小腸である。

3）移植のまとめ

臓器	HLA適合	適応	提供元	法規
骨髄	極・必要	白血病・再生不良性貧血	生体	―
腎	必要	腎不全	死体又は生体	臓器移植法に含まれる
角膜	不要	角膜混濁	死体	同上

HLA（ヒトの白血球抗原）は、ヒトのMHC（主要組織適合遺伝子複合体、即ち移植の最も強い拒絶反応を引き起こす遺伝子群）に相当する。

臓器移植法－抜粋

（1）総則
　1）医師は　①死亡者が生存中に臓器提供の意志を書面で表示してあり、
　　　　　　　②遺族が摘出を拒まぬか、遺族がない時
　　　　　　　移植に必要な臓器を死体（脳死した者の身体を含む）から摘出出来る。
　2）（脳死の判定）は、1）①の条件が満たされ、家族が判定を拒まぬ時、2名の医師（臓器摘出・移植担当医師を除く）の判断の一致で行われる。
　3）関係記録は5年間保存し正当な理由のない限り遺族請求の際には閲覧させる。
　4）移植の臓器の売買禁止（5年以下の懲役、500万円以下の罰金）。

（2）施行規則
　1）対象臓器は、心臓、肝臓、肺、腎臓、眼球、膵臓、小腸。不使用臓器は焼却。
　　　　　　　　注（肺、膵臓、小腸は移植施設を選定作業中）
　2）脳死判定
　　　①深い昏睡、②瞳孔の固定と散大、③平坦脳波確認後、
　　　④自発呼吸の消失を確認し、⑤少なくとも6時間後に以上の項目を再確認。
　　　聴性脳幹反応の消失を確認するように努める。

（3）運用指針
　1）15歳以上有効、知的障害者は見合わせ。
　2）最初数例の提供施設は、大学付属病院、日本救急医学界の指導医指定施設。
　3）死亡時刻は、2回目の脳死判定終了時。
　4）家族の希望あれば脳死判定に立ち合わせるのが適切。
　5）委嘱関係学会合同委員会の選定施設のみ臓器配分。

（4）臓器提供施設「脳死とみられる患者→提供意志の文書確認→①家族への説明と同意→脳死判定（2回目終了で死亡）→遺族の同意→臓器摘出」
　　　日本移植ネットワーク　②の実施、①はコーディネーター、③患者選択
　　　移植施設（希望患者）②登録→③の患者同意→臓器受け取り→搬送→移植手術。

（5）臓器提供意思表示カード→脳死で可、心臓死で可、臓器名
　　　角膜及び腎臓の移植に関する法律→廃案
　　　死体からの角膜、腎臓の摘出を合法とし、死体損壊罪の適用外とする。
　　　臓器移植法の施行に伴い廃止。
　　　付則により、心停止後であれば、家族の同意のみで移植可能。

II 臨床医学関連分野

1. 感染症

(1) 病原微生物
1) 総論
定義と概説

ウイルスとは、細菌を通さないフィルターを通過出来るが、生きた細胞を離れては成長も増殖も出来ない微生物である。

クラミジアの感染経路は、哺乳類、鳥類→人である。

リケッチアは、塹壕熱(ザンゴウネツ)以外は細胞偏性寄生性であり、この性質はクラミジアに近い。グラム陰性菌で節足動物より人に感染する。（表略）

表Ⅱ-1　微生物の分類と特徴

	サイズ	代謝酵素	培養細胞	DNA、RNA
ウイルス	最も小、0.1μ以下	全部欠損	必要	DNAまたはRNA
クラミジア	0.5～1.5μ（中間）	一部欠損	必要	DNA及びRNA
細菌	0.3～4μ	あり	不要、自己増殖	DNA及びRNA
真菌(カビ等)	1.0～30μ（最大）	細菌＋真核（核膜あり）		

真菌の中で下等な単細胞の生物を原虫という。

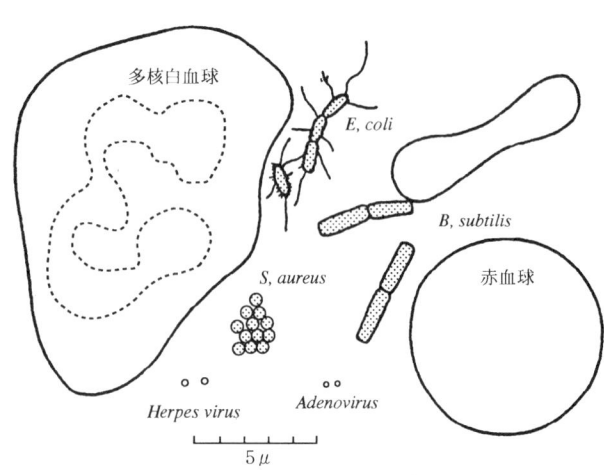

図Ⅱ-1　細菌の大きさの概念図（高木監修、『エッセンシャル微生物学』、医歯薬出版）

2）各論（ウイルス、細菌（球菌、かん菌、スピロヘータ）、リケッチア、クラミジア、真菌、原虫の感染経路とその特徴について説明する。）

a．ウイルス

a）DNAウイルス
  ① 痘そう：皮膚膿汁
  ② ヘルペス／単純ヘルペス：口唇炎、膣炎、日和見感染
       　　　　　帯状ヘルペス：水痘→知覚神経節→成人
  ③ アデノウイルス：咽頭結膜熱、学童DNA（核）→m-RNA→蛋白合成

b）RNAウイルス
  ① インフルエンザウイルス：流行性感冒
  ② ムンプス：流行性耳下腺炎→男性不妊
  ③ 麻疹ウイルス：鼻咽喉飛沫→発疹
  ④ 狂犬病ウイルス：狂犬の唾液→中枢神経興奮（咽頭筋のけいれんで水飲めぬ）→麻痺
  ⑤ ポリオウイルス：小児麻痺
  ⑥ コクサッキーウイルス：手足口病
  ⑦ 日脳ウイルス：発熱→呼吸麻痺
  ⑧ 風疹ウイルス：妊娠3カ月以内→小頭症
  ⑨ レトロウイルス：逆転写酵素。
     ア）人T細胞白血病ウイルス。
     イ）人後天性免疫不全ウイルス、Human Immunodeficiency Virus（HIV）
        →後天性免疫不全症候群、Aquired Immunodeficiency Syndrome（AIDS、エイズ）、A型・C型肝炎（B型はDNAウイルス）

b．細菌

グラム染色（ルゴールを入れる染色）で細菌は、
グラム陽性（G＋）と、グラム陰性（G－）の2種類に分かれる。

a）球菌
  ① G＋：ブドウ球菌→MASA、連鎖球菌、肺炎球菌
  ② G－：淋菌、髄膜炎菌

b）かん菌（桿菌）

① G＋：ジフテリア、結核菌、らい菌　破傷風、ボツリヌス菌
　　② G－：ア）緑膿菌、百日咳、在郷軍人病
　　　　　　イ）腸内細菌、大腸菌→腸管出血性大腸菌→腸チフス、赤痢、ペスト
　　　　　　ウ）ビブリオ科には、コレラ菌、腸炎ビブリオがあり、後者は好塩菌食中毒の原因菌である。
　　c）スピロヘータ：梅毒トレポネマ
　c．**リケッチア**(節足動物→人)虱(しらみ)→発疹チフス、蚤(のみ)→発疹熱、恙虫→恙虫病。現在は偏性細胞内寄生細菌（グラム陰性菌の一部で短かん菌である）に分類する人が多い。
　d．**クラミジア**(哺乳類・鳥類→人)トラコーマ
　e．**真菌**(真核即ち核膜を持つ) 白ぜん菌は水虫を生ずる。
　f．**原虫**(単細胞の真核生物) 赤痢アメーバ、膣トリコモナスの膣炎、マラリア原虫、蚊→人

(2) 感染症対策

1）感染症成立の3因子

　感染症は①感染源（患者、保菌者）②感染経路（水・食物・そ族昆虫）③感受性者（免疫を持たず抵抗性の少ない人）よりなる。従って、感染源の消毒、隔離、感染経路の消毒とそ族昆虫の駆除、感受性者の予防接種により免疫を成立させるのが原則である。

2）感染源対策「感染症の予防及び感染症の患者に対する医療に関する法律」による分類を以下に示す。(p.43 (7) 今後の感染症の分類（表Ⅱ-3）を参考)

　1類感染症は、感染力、重篤性より極めて危険性が高い伝染病。ただちに届け出る。エボラ出血熱、ペスト、ラッサ熱、クリミア・コンゴ出血熱、マールブルグ病。SIRS、痘瘡（原則として入院）。

　2類感染症は、上述の視点よりみた危険性の高い伝染病。ポリオ（急性灰白髄炎）、細菌性赤痢、腸チフス、コレラ、ジフテリア、パラチフス。（状況に応じて入院）

　3類感染症は、腸管出血性大腸菌感染症。（特定職種への就業で集団発

生しやすく、就業制限）

4類感染症は、動物由来感染症をいう。感染動物対策を行う。全数把握疾患である。（狂犬病、ツツガ虫病、A型肝炎等）

5類感染症は、33種類ある。全数把握または定点（医療機関）より発生動向の把握を行う。全数把握は急性ウイルス肝炎（A・E型を除く）、MRSA等で、定点報告はインフルエンザ・百日咳、風疹、麻疹がある。

届出：医師は、1類感染症の患者、2類、3類感染症の患者、保菌者を診断したときは、直ちに最寄り保健所長を経由し、知事に届け出なければならない。4類感染症を医師が診断した時は、医師は直ちに知事に届け出る。5類感染症：「全数把握」では7日以内に届け出る。また「定点把握」では、医療機関より知事に届け出る。

なお、検疫伝染病はコレラ、黄熱病と一類感染症が含まれる。

3）感受性者対策

予防接種：毒性減らし、抗体産生力残した弱毒微生物を接種する。

定期予防接種：予防接種法では①ポリオ（ウイルス→生ワクチン、ウイルス変異株）DPT（②ジフテリア、③百日咳、④破傷風→細菌の死菌ワクチン、フォルマリン等）、⑤麻疹、⑥風疹（ウイルス→生ワクチン、ウイルス変異株）⑦日本脳炎（ウイルス→死ワクチン、ねずみ脳、アレルギーの人を避ける）⑧痘瘡、以上8種の他、結核予防法によるBCG（牛結核菌を培養中に変異させて弱毒化させた生ワクチン）がある。

任意予防接種：インフルエンザ（ウイルスの死ワクチン→卵アレルギーの人を避ける）

4）エイズ、結核、感染症サーベイランス：全国発生患者を月単位で集計、流行防止対策をたてる。対象疾患は、一般的には軽症だが、まれに重い合併症や後遺症をもたらす疾患。

(3) 細菌性感染症

メチシリン耐性黄色葡萄状球菌(Methicillin Resistant Staphylococus Aureus：MRSA)

定義と概説

各種抗生物質に耐性を持つ耐性黄色葡萄状球菌で、本細菌は、メチシリン

（合成ペニシリン）を加えた培養液で増殖する。

　a．院内感染（患者－患者、患者－医者、看護婦－患者の経路で感染する）。
　　皮膚、特に創傷に入って増殖する。
　　患者は感染すると抗生物質が効果なく死亡する例がある。
　b．対策…部屋の消毒、患者の隔離、イソプロピルアルコールで皮膚消毒。
　　　　　抗生物質バンコマイシン（vancomycin）有効。
　　注：近年バンコマイシン耐性腸球菌（VRE）による院内感染が問題とされている。

（4）ウイルス性感染症

　感受性者への対応として、予防接種（ワクチン）とウイルスの核酸との関係についてはDNA（遺伝子の成分で安定）、RNA（遺伝子→mRNA→蛋白合成であり不安定）の性質から、次のような特徴がある。DNA型（例：天然痘）は、丈夫で長持ち、変化が少ない。ワクチンが出来やすい。RNA型（例：インフルエンザ）は、構造が切れやすく不安定で自由に変化。ワクチンを毎年変える必要がある。

　1）インフルエンザ（RNA型）
　　　抗原構造変わる、抗体の寿命短い－毎年予防接種（卵に過敏な人に接種しない）。豚、鴨、鶏より人に感染。
　2）ウイルス肝炎
　a．A型ウイルス肝炎：RNA型。経口感染。慢性化せず。小児麻痺ウイルスに近い。発熱、黄疸。
　　予防：流行地で飲料水は煮沸、魚介類の生食を避ける。東南アジア旅行の前にグロブリン（HA抗体を含む）を注射する。
　b．B型ウイルス肝炎：DNA型。血液感染。慢性化する。
　　予防：①輸血：血液中にHBsの存在を予め検査。事故によりHBs陽性血液に触れる。注射針等による場合が多い。治療は抗HBグロブリン注射であるが、予め、医療従事者等感染の危険の考えられる場合は、HBV（B型肝炎ウイルス）のワクチンを注射して予防する。②性交：東南アジア等でキャリアから感染し、時に激症肝炎を発病した例もある。ワクチンを注射し予防することもある。③母子感染（キャリアの母親から生まれた新生児にHB

抗体を注射し、次いでワクチンを投与する）：キャリアは血液中にHBVを持つ人でHBs陽性の人は総人口の0.8％、125人に1人といわれている。キャリアの母親がHBs陽性＋HBe抗原陽性の場合は強いキャリアで、新生児に感染しHBs陽性となるのでB型肝炎母子感染防止事業の対象となる。

c．C型ウイルス肝炎：RNA型。血液感染。最も慢性化しやすい。主に輸血（献血の1％は陽性、輸血後肝炎の80％）、慢性化（肝硬変、肝癌）はB型より多い。インターフェロンが有効（約30％が改善）。HCB（C型肝炎ウイルス）の型では、Ⅱ型（日本人の4/5）は効きにくく、Ⅲ型（日本人の1/5）が効きやすいといわれている。ウイルスの量に支配され、Ⅱ型でもウイルス量が少なく、100万個/ml 以下の人では治療効果があるとされる。インターフェロンは、αを筋肉注射、βを静脈注射する。慢性活動性肝炎は健康保険が適用出来る。

d．肝炎の転帰：①慢性化、慢性肝炎（血清トランスアミナーゼ、特にGPTが上昇する。また血小板が減少する）より、Bは7年、Cは15年で肝硬変（肝細胞が繊維に置き変わる）、更に肝細胞癌（ウイルス性癌）となる。

表Ⅱ-2　肝炎ウイルスの比較表

型	核酸	感染経路	感染力	慢性化→肝細胞癌
A	RNA	経口	中	なし
B	DNA	輸血、性交、母子	強	肝細胞癌の18％→中程度
C	RNA	輸血	弱	肝細胞癌の69％→強い

3）エイズ

　AIDS AND THE WORKPLACE, International Labor Office, WHO, Geneva. (1993)の内容を中心に述べる。

定義と概説

　HIVは、レトロウイルスの1種で、宿主細胞のDNAに組み込まれ、消耗性・致死性疾患となる。

　AIDSは、HIVによって引き起こされる、後天的な免疫不全症候群であり、日和見感染症等を生ずる。

a．解説

　免疫の中枢であるヘルパー〔CD4(＋)〕Tリンパ球が障害され、免疫不全

で日和見感染を生ずる。ヘルパーTリンパ球が障害されるためウイルスは安全に増殖可。ウイルスは精液、血液に含有。エイズウイルスはその構造が変わりやすい。

逆転写酵素を持ったウイルス＝レトロウイルス（レトロは逆）RNA→DNAの意（例・エイズ）。特長としてRNA（変わりやすくワクチンが作り難い）→DNA（出来ると細胞内で安定で壊れ難い）の性質をあわせ持つ。

エイズウイルスは細胞膜に結合（レセプタはT4細胞のCD4の部）→（細胞内に侵入）→エイズRNAに逆転写酵素が作用し、エイズDNAとなり核に入り→エイズウイルスDNAとなる。

免疫系が侵され、致命的な病状を起こす。ヘルパーT細胞が侵される。

b．感染と感染経路

　a）感染経路

　　① エイズを持つ体液（精液、膣分泌液）感染：性的接触による。

　　　血液中のウイルス濃度は300/mlで少ない、B型肝炎では10^{14}/mlである。これに接触すると感染し、感染リンパ球が感染源となる。

　　　性行為による感染は、男性の精液（1回の射精でTリンパ球100万個）、女性の膣分泌液（性器分泌液中のリンパ球は男性より少ない）の両者による。日本脳炎と異なり蚊では増殖せず伝染しない。

　　　感染者との性的接触による感染も多い（異性間、同性間が多く、日本の感染経路の83.8％は性的接触である）。

　　　血液感染：血液接触による。

　　　　　i　HIVのスクリーニングのない血液の輸血。
　　　　　ii　汚染した注射針、注射器。大量の感染血（高濃度のウイルス）の眼や口への暴露。
　　　　　iii　感染血の損傷皮膚への接触。

　　② 母子感染：感染した母親より胎児に（妊娠時、出産時、授乳時）感染する。

　　③ 感染確率　i　性交渉による感染確率0.5％（患者の75％）を示す。
　　　　　　　　ii　輸血による感染確率90％以上、注射器の共有も原因となる。
　　　　　　　　iii　母子（出産時の出血、母乳）感染。感染確率30％。

　　　日本の患者内訳は、異性間の性的接触は約34.6％、同性間の性的接触

17.0％、血液製剤で感染した者約25.3％、母子感染は約0.4％で、静脈注射は約0.4％である（平成12年）。

b）感染の有無（以下、国際労働機関の小冊子より）
① 備品、トイレ、電話の共用。一緒の食事。
② 咳とくしゃみ。
③ 握手、抱擁、家庭内接触では感染しない。

c）飛沫血液中のエイズの不活化
① 殺菌剤、漂白剤、過酸化水素の添加時に手袋をはめ、換気された所で使う。
② 熱は60度以上。
③ 飛沫血液、汚染液は消毒、傷口は消毒する。
④ 汚染した布は合成洗剤を含む熱湯で洗う。

d）感染と対策
① 唾液、汗、涙、尿は少量では感染力はない。血液を含む時は、不活化の必要あり。
② 食物、蚊では感染の報告なし。
③ 応急手当では出血に注意する。
④ 体液に暴露したら、先ず創傷部を石けんで洗う。眼は洗顔液、口は大量水で濯ぐ。

e）危険性の高い職場
医師、看護婦、血液等の研究者、清掃者。針さし事故・血液→粘膜。皮膚損傷部。

c．予防
a）性行為感染の防止。パートナーを知り、リスク時はコンドーム使用。
b）血液感染防止
① 注射器を共有しない。特に麻薬等の薬物依存者は注意。
② 針、灸、美容院の刃物は、消毒必要。
③ 輸血（検査したものは、安全）。わが国では、輸血血液はエイズ、成人T細胞白血病、B型・C型肝炎はスクリーニングを行っている。
④ 血液製剤（加熱処理で安全）
⑤ 母子感染、出産時母の血液に触れぬよう注意予防の教育が大切。

c）血液検査
　　　　わが国では、エイズの抗体検査は、全国の保健所で、匿名検査を原則無料で実施している。感染後6週間(最少1カ月)で出現。
d．症状
　　全身性リンパ節腫症→関連の症候(下痢)→日和見感染、カリニ肺炎、カポジ肉腫
e．治療薬
　　アジドチミジン(AZT)は、逆転写酵素阻害剤で逆転写酵素の働く時RNAのテープを伸ばさずエイズのDNAができないようにする作用がある。又、HIVのプロテアーゼ阻害剤(indinavir)では、最初に作られた蛋白の大分子より小分子の活性エイズ分子になるプロテアーゼを阻害する。これらの薬剤の多剤併用が行われている。
f．エイズの疫学
　　1997(平成12)年11月現在の総計では、全世界で、エイズ患者は約231万人発生している。この内①アフリカでは約38％、アメリカでは約45％、東南アジアでは約6％(近年の上昇は急激)、ヨーロッパでは約10％、西大西洋地域では約1％である。感染者は、全世界で2000万人と推定される。
　　日本では、2000(平成12)年12月末現在で2542人(外国人は約12％)の患者が発生している。死亡率は、62％(1996年)である。感染者は5313人である。
g．エイズの最近の進歩
　①　長期未発症者：約13年内のもの19％、その1/3はCD4リンパ球が下がらない。
　②　AZT内服により母子感染は1/3に減少。

(4) SARS

　新型肺炎SARS（Severe Acute Respiratory Syndrome）は、RNA型コロナウイルス（風邪のウイルス類）の一種である。1993年は、中国、ベトナム、シンガポールなどで流行した。感染経路は、飛沫感染、接触感染などが考えられている。症状として、病初期：38度以上の発熱、肺炎期：咳または呼吸困難を訴える、である。潜伏期は2〜7日で、死亡率は約3％である。
　対策：①空気予防策：患者病室を陰圧の隔離個室にする。

②接触予防対策：患者に接するときは、ガウン、手袋、ゴーグルをつける。患者は公共の場に行くことは禁止される。

(5) 感染症からみた病原体のまとめ

1）エイズ：後天性免疫不全症候群

病原体：HIVは、レトロウイルスでRNAで逆転写酵素を持ち、人の細胞内（CD陽性T細胞内）でエイズDNAとなる。

感染経路：精液、血液、母子（出産時等）。

日和見感染：弱毒微生物による。①カリニ原虫→カリニ肺炎、②カンジダアルビカンス（真菌）→口腔・食道のガンジダ症、③単純ヘルペスウイルス→帯状疱疹等を生ずる。

2）ウイルス性肝炎

A型肝炎：RNA、経口感染→軽症
B型肝炎：DNA、血液感染→肝癌
C型肝炎：RNA、血液感染→肝癌（よりなりやすい）

3）MRSA：メチシリン耐性黄色葡萄状球菌（細菌）、院内感染

4）細菌性食中毒：感染型：サルモネラ菌、腸炎ビブリオは細菌
　　　　　　　　毒素型：葡萄状球菌（毒素は耐熱）、ボツリヌス菌
　　　　　　　　腸管出血性大腸菌（75℃、10分で死亡）→ベロ毒素（尿毒症、血小板減少）以上（注：細菌詳細は82頁）

(6) プリオン病（クロイツフェルトヤコブ病）

プリオン病は、異常なプリオンタンパク（感染性タンパク粒子）が脳（中枢神経）に蓄積し、組織が海綿状脳症を引き起こすものである。4類感染症で全数把握感染症の中にクロイツフェルト・ヤコブ病として登録されている。

プリオンタンパク質は、分子量27,000～30,000の糖タンパクで、正常なプリオンタンパク質の遺伝子は、20番目の染色体上にあり、正常なプリオンタンパク質は健常な動物にも存在する。異常プリオンタンパク質は、正常なものとは、立体構造が異なり、3本の螺旋構造（アルファーヘリックス）が2本となり、

ベータシートと呼ばれる板状となり、蛋白分解酵素に分解され難くなる。そして異常プリオンが、正常プリオンと接触すると正常プリオンの構造が変わり、異常プリオンとなる。この過程で免疫作用はほとんど働かない。異常プリオンは、ウイルスに比べて核酸を持たないが感染性を持つタンパク粒子である。プリオンは耐熱性で、133℃、3気圧で蒸気滅菌しないと不活性化しない。

　異常プリオン病が原因とされる病気として、①人の孤立型クロイツフェルト・ヤコブ病(CJD)と、②変異性クロイツフェルト・ヤコブ病(vCJD)がよく知られている。vCJDは、牛に発病する海綿状脳症(狂牛病：Bovine Spongiform Encephalopathy：BSE)が種を越えて感染したと推定されている。

　①　孤立型CJD：本症は痴呆と人格障害が中核である。平均発症年齢は、63歳と言われている。その潜伏期は、1.5年から16年程と言われる。近年、脳硬膜移植でもCJDの発症する例が報告されており、医原性CJDともいわれる。

　②　変異性CJD：平均発症年齢26歳で、本症患者のプリオンの性質が、牛の海綿状脳症のプリオンにきわめて近い。本症は、約2年～8年の潜伏期を経て人の脳組織にスポンジ状変性を起こす。孤立型CJDのように筋の急速な不随意運動(ミオクローヌス)等が認められ、最終的に死の転機をとる。病理的には、視床、大脳、小脳に海綿状変性が認められ、異常プリオンによるプリオン病の一種と考えられている。

　BSE：異常プリオンに汚染された肉骨粉(牛、豚、羊等の骨、屑肉を加熱圧縮したもの)を含む飼料を通じて広がったと推測されている。異常プリオン蛋白は、主に神経組織リンパ系に蓄積されることから、食べ物として危険なのは、脳、脊髄、眼および回腸末端は、特定危険部位(specific risk material)とされている。プリオンタンパク質は、侵入すると神経組織、リンパ腺組織を中心に蓄積され、神経細胞を破壊する。従って変異型CJDは一種の動物媒介感染症と考えられ、新しい経口感染症とも解釈できる。

　なお、変異型クロイツフェルト・ヤコブ病は、既に第4類感染症に指定され、第4類中でも全数7日以内に保健所に報告が義務づけられるグループに属しており、上述のように経口感染症の一種と考えられる。

　感染のモデルでは、正常プリオン分子をO、異常プリオン分子をXとすれば、異常プリオン分子Xが入ると、－O－O－O　→　－X－O－O　→　－X－

X－O のように感染が進むと考えられる。

(7) 今後の感染症の分類

表Ⅱ－3 感染症の新しい分類

1 類感染症 （入院命令）	ペスト、ラッサ熱、エボラ出血熱*、マールブルグ病*、クリミア・コンゴ出血熱*、SIRS、痘瘡
2 類感染症 （必要に応じて入院命令）	コレラ、細菌性赤痢、腸チフス、パラチフス、ポリオ、ジフテリア
3 類感染症 （就業制限）	腸管出血性大腸菌（O157等）
4 類感染症* （制限なし、動物由来の感染症、感染動物対策を要する、報告の義務）	狂犬病、ツツガ虫病、マラリヤ、クロイツフェルトヤコブ病、日本脳炎、A型肝炎、E型肝炎
5 類感染症* （制限なし、報告の義務）	インフルエンザ、エイズ、風疹、麻疹（はしか）、流行性耳下腺炎（おたふくかぜ）、性感染症、B、C（全）型肝炎、MRSA（全）、クリプトスポリジウム症、百日ぜき等

注）カッコ内は対策の指示を示す。
　　4類感染症は全数把握感染症であり、5類感染症は、感染症名の後に（全）を付している。全数把握感染症（ウイルス性肝炎（B、C型でA、E型を除く）、MRSA等）、および（全）を付していない定点把握感染症がある。

2. 生活習慣病

総論

定義と概説

① 中年以降の成人、高齢者に多い疾病である。
② 無自覚である場合が多く、慢性病である。
③ 発病や経過は生活習慣に影響され、生活習慣病といわれる。

種類：悪性新生物、心疾患、脳血管疾患の3大成人病に、近年糖尿病、痛風、慢性関節リウマチ、前立腺肥大症、骨粗鬆症等が加わる。

歴史：老人保健法では、成人病健診（二次予防）による早期発見、早期治療が成人病対策の主な柱とされた。そして、成人病の発症を予防する（一

次予防)が重視されるに至った。

　一次予防として成人病の予防には生活習慣の改善が必要であることより、生活習慣病と名付ける病気を捉えることとなった(厚生省、上家和子)。

　適切な睡眠時間。適性体重維持。朝食を毎日食べる。間食をしない。定期的なかなり激しい運動。喫煙しない。過度の飲酒をしないことが必要(『生活習慣病の医と食の事典』、NHK出版、1998)。

　成人病又は生活習慣病のうち3大成人病(または3大生活習慣病)といわれる悪性新生物、心疾患、脳血管疾患の死亡率は59.1％(1999年)を占める。

成人病の3大死因(1999年)
① 悪性新生物(全死因の約29.6％)
② 心疾患(同15.4％)
③ 脳血管疾患(同14.2％)

悪性新生物：その男女別の傾向は、男女とも肺癌、大腸癌、膵癌が増え、胃癌が減少している。肺癌には喫煙、大気汚染が影響している。肝癌は男性は緩やかに上昇、女性は横這いである。女性は乳癌が増加し、子宮癌が減少している。

死亡率順位
　　　男性：①肺癌　②胃癌　③肝癌　女性：①胃癌　②大腸癌　③肺癌

心疾患：男女共に増加。
脳血管疾患：男女共に減少、脳出血減少、脳梗塞増加。

各論

(1) 悪性新生物 (malignant neoplasm)

定義と概説

　体中の一部の細胞の遺伝子が変異して、無秩序に増殖し浸潤、転移を繰り返して臓器を損傷し、生命を脅かすものをいう。

解説
　1) 悪性新生物(癌等)の特徴
　　① 自律性：無限的増殖、ヒラ細胞は40年培養され現在も生き続けている。
　　② 転　移：その他の臨床的特長：リンパ管を通しリンパ節増殖。大腸癌

は門脈から肝臓。
③ 異型性：細胞異型(核が大、分裂像)構造異型。
④ 脱分化性：低分化で未熟である。腫瘍マーカー：胎児性癌抗原、CEA：胃癌、大腸癌で血中に増加、αフェトプロテイン：肝臓癌で増加、は悪性新生物の低分化を利用したものが多い。

2）発生機転

遺伝子との関係：悪性新生物は正常細胞の遺伝子(DNA)の変異による

例／大腸癌：正常粘膜の抑制遺伝子(5染色体APC遺伝子)の突然変異
　　→ポリープ(更に17染色体　p53抑制遺伝子)の変異による不活性化等→大腸癌。

発癌の2段階説：イニシエーション次いでプロモーションで発癌する説。
① イニシエーター：癌遺伝子の変異を起こす物質：ベンツピレン(煙草の煙)→肺癌。
② プロモーター：変異した細胞の癌化を進める物質：癌の特徴が出る。食塩→胃癌及び胆汁酸→大腸癌等。

現在の癌細胞の学説：癌細胞は、アポトーシスを回避する能力を持った細胞といわれている。そして、一部の抗癌剤はアポトーシスを促進する作用があるともいわれている。

3）分類

癌　：上皮性組織より発生した悪性腫瘍をいう。
肉腫：非上皮性組織より発生した悪性腫瘍をいう(骨肉腫、横紋筋肉種等)。
白血病：骨髄の造血細胞及びリンパ球の悪性新生物(悪性腫瘍)で肉腫の1種であるが、独立させる人もある。

4）悪性と良性の腫瘍の差異

悪性とは、臨床的には、無制限に増殖し、周囲の組織を破壊、浸潤、更に転移する。貧血、食欲不振、るいそう、全身衰弱で死に至る。組織学的には、異型性細胞・組織異型が強く、低分化で未熟である。

良性とは、胃、腸のポリープ(異型性は軽く、正常組織に近い)等で、分化度は高度である。

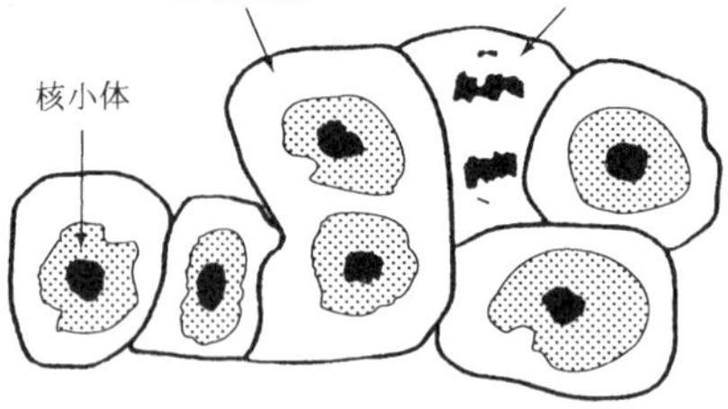

がん

多核細胞　核分裂像

核小体

不規則な配列 ——— 組織異型
核/細胞比の増大
核は大小不問、不整形　｝細胞異型
核小体大きく不整形
核分裂多い

図Ⅱ-2　癌の組織学的異型性（谷口直之等、『ガンとは何か』、中山書店より改変）

5）悪液質

　全身状態の著しい衰弱で悪性腫瘍の場合が多い。

　悪性腫瘍は、上皮性組織（癌）、非上皮性組織（肉腫）のいずれにも発生する。

6）予防

a．第一次予防（リスク要因を除くことが原則である。）

　　癌遺伝子に作用する物質に暴露しない。発癌物質を吸収する抑制物質としての食物繊維を取ることが重要である。

（a）リスク要因（発癌因子）を生じる環境

　　a）煙草

　　　　大気汚染と共にベンツピレンによる→肺癌、全ての癌の30％。

　　　　喫煙群の肺癌の死亡率は、非喫煙群の死亡率の約16倍である。胃癌は非喫煙者の約1.5倍の死亡率である。

注：免疫監視機構の作用を減少させるものが発癌要因とされ、それには、老化、ストレス、煙草等が関係するといわれている。

　　b）食物

　　①　食塩→胃癌。近年の食塩摂取の減少（電気冷蔵庫の普及で塩分の貯蔵食品が減少する等）→胃癌減少。

　　②　アルコール→食道癌、口腔癌、胃癌（修復時、過形成、腸上皮化）肝臓癌。

③ 熱い食品→食道癌。
④ 魚肉の大量の焦げ→肝臓癌、消化器癌。
⑤ 脂肪の取り過ぎ→大腸癌、前立腺癌。

c）ウイルス

オンコウイルス（癌ウイルス）。

成人T細胞白血病ウイルス（ATL）は白血病を生ずる。母乳に感染T細胞が多く、母乳から感染するので人工乳を与える。また、B型・C型肝炎ウイルスは肝硬変を経て肝臓癌を生ずる。

注：癌ウイルスは、細胞の遺伝子に組み込まれ、細胞の回転（cell cycle）をあげるような産物を作るといわれている。

d）放射線→皮膚癌、白血病、甲状腺癌の発生。
e）ホルモン→乳癌の発生（卵胞ホルモンの例）。

(b) 癌発生の抑制物質
① 食物繊維：大腸癌（胃腸の働きを活発にし、便通をよくする）。
② ビタミン：A（人参）、C（新鮮野菜）、E（植物油）に多く含まれる。

(c) 癌予防の12ヵ条の要点
① 摂食（バランスをとる。脂肪の取り過ぎを避ける。塩辛いもの・熱いもの・焦げたもの・かびの生えたものを取らぬ）。
② 深酒・喫煙を避ける。
③ ライフスタイル（過度の日光浴、過労を避ける）。

b．第二次予防：集団検診、ドック

(a) 受けるこつ：一度受け疾病がマイナスならその疾病は1年後プラスでも1年の間の発生であるので、手術等で治りやすいと考えれば次の1年後の健診が受けやすい。

(b) 早期発見、早期治療（手術）の効果：

早期癌の5年生存率
① 胃・子宮・結腸癌→100％
② 舌癌→84％、乳癌→84％
③ 腎癌→77％、悪性黒色腫→75％、肺癌→72％

7）治療－大手術を除く
　①　機能温存手術：癌部位の切除後の機能を維持し生活の質を保つ。
　　　　　　　　　（例：乳癌の乳部の温存手術等）
　②　内視鏡手術：内視鏡先端部のワイヤー等で焼き切る。
　③　坑癌剤投与：治癒の可能性では、急性リンパ球白血病等の多くの小児癌
　　　　　　　　　延命の可能性では乳癌、卵巣癌。縮小は胃癌、大腸癌。
　　　　　　　　　効果の少ない癌は、肝臓・膵臓・腎臓・甲状腺癌。

8）患者の心の対策

a．医療従事者＊－患者－家族－ケースワーカーのチームを作る。

　　　　社会復帰 ←┘　↓
　　　　　　　　　病状―――――→本人、家族の生活（医療福祉）

　　患者に対する真心とやさしさが必要。

（＊医師、看護師、理学療法士、作業療法士、ケースワーカー等。）

b．癌の時期別の医者の努力は：早期癌（早期発見し、早期治療をする）
　　　　　　　　　　中期癌（患者と共に高度の治療をする）
　　　　　　　　　　末期癌（長く快適な生活のできるよう処置する）。本人つ
　　　　　　　　　　いで家族のケアが大切。

c．癌の告知：プラスの面
　①　患者に癌と戦う意志を持てるようにサポートする。
　②　残された人生のより良い生き方を考える。
　③　治療の協力の必要な時もある。
　④　告知後の医療従事者の患者のサポートが特に必要である。
　　患者が受け入れるか否かの見極め必要。わが国は、家族の愛が患者の救い。
　　患者の生きたい意志を尊重し、その意志に逆らわぬことが必要。（森田
　　正馬によるごとく人は生の欲望と死の恐怖を持っており、そのうち生の
　　欲望を尊重することが重要である。）

d．寛解療法
　　癌による痛み（神経の圧迫）を訴えた場合には、鎮痛剤・モルヒネ等を
　用いて出来るだけ痛みを減少させる方向が近年唱えられている。

悪性新生物のまとめ

1) 特徴
    ① 自律性(非合理的増殖)、転移(リンパ管)→臨床的特徴。
    ② 異型性(正常と異なる細胞像)。
    ③ 脱分化性(低分化性(未熟)で胎児性抗原は腫瘍マーカーとなる)。
2) 種類
    ① 癌(上皮性)、肉腫(非上皮性)の悪性新生物(悪性腫瘍)。
        白血病(骨髄造血細胞、肉腫に入れる人もある)。
    ② 悪性(侵潤性増殖)上皮性、非上皮性に無関係。
        良性(非侵潤性増殖)。
3) 機序
    ① イニシエーター(癌遺伝子の変異物質) 例：煙草煙のベンツピレン→肺癌。
    ② プロモーター(癌細胞の性質発現物質) 例：食塩→胃癌。
4) リスク要因を除く→一次予防、リスク要因は括弧内に示す。
    組織癌より：胃癌(食塩)、肺癌(喫煙、大気汚染)
            腸癌(脂肪→胆汁、繊維少ない)
            乳癌(未婚、高齢初婚、脂肪摂取)、子宮癌(妊娠回数多)
5) 予防
    一次予防：バランス食、禁煙(肺癌)、節酒、過度の紫外線、X線(皮膚癌)
    二次予防：健康診断、ドック(一次予防のみでは防ぎきれぬ。早期癌で治療)

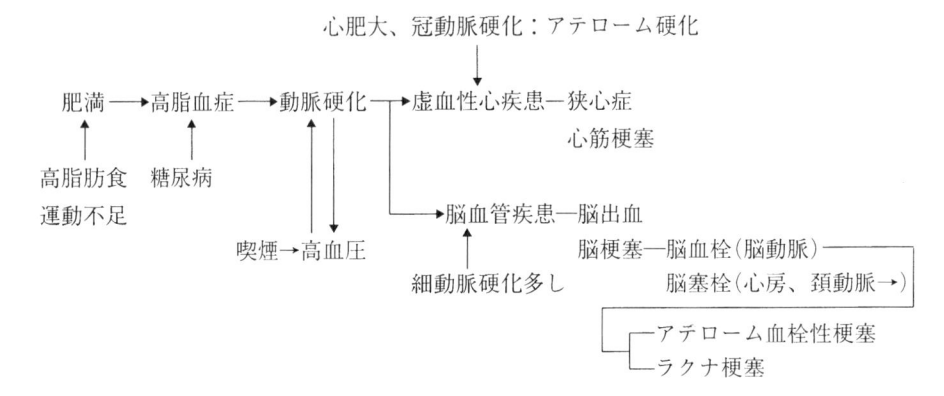

```
                          心肥大、冠動脈硬化：アテローム硬化
                                    │
   肥満 → 高脂血症 → 動脈硬化 → 虚血性心疾患 ─ 狭心症
    ↑        ↑         ↑                    心筋梗塞
  高脂肪食  糖尿病      │
  運動不足              │      → 脳血管疾患 ─ 脳出血
          喫煙 → 高血圧   ↑              脳梗塞 ─ 脳血栓（脳動脈）─┐
                      細動脈硬化多し         脳塞栓（心房、頚動脈→）│
                                               ┌ アテローム血栓性梗塞
                                               └ ラクナ梗塞
```

図Ⅱ-3　虚血性心疾患、脳血管障害のリスクファクター（緒方原図）
（脳血栓は、アテローム血栓性梗塞（主幹動脈・皮質枝）とラクナ梗塞（細動脈・穿通枝）に分類される）

(2) 循環器疾患

　高脂血症→動脈硬化・高血圧→虚血性心疾患、脳血管障害の順序で発病することが多い。

　1）動脈硬化症(arteriosclerosis)
　定義と概説
　限局的に動脈壁の肥厚、硬化、改築をきたす疾患。血管は弾力性を失い、もろくなる。
　a）分類
　　その内で循環器病と関係の深いものとして次のものがある。
　　① アテローム性動脈硬化：内膜にコレステロールが蓄積することにより内膜は肥厚し潰瘍となることもある。内皮細胞が障害されると、そこに血小板が付着し、血栓が作られる。冠動脈硬化、大動脈硬化等がある。
　　② 細動脈硬化：筋性腎動脈の内膜に膠原繊維が増殖し、中膜が萎縮する。
　b）リスク要因：死の四重奏即ち上半身肥満、高脂血症、高血圧、糖尿病はいずれも動脈硬化と関係が深い。
　　加齢による動脈硬化と高血圧の相互関係（悪循環）。
　　① 動脈硬化→高血圧：加齢による動脈硬化は、大動脈壁の伸展性が低下し最高血圧が上昇する。また腎臓よりレニン－アンギオテンシン系の亢

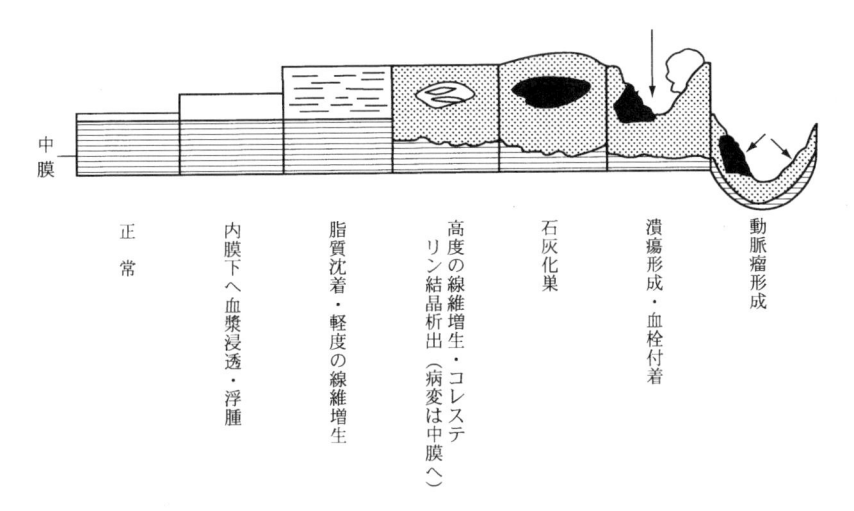

図Ⅱ-4　粥状硬化の組織像（大西義久等、『エッセンシャル病理学』、医歯薬出版）

（図中ラベル：中膜／正常／内膜下へ血漿浸透・軽度の浮腫／脂質沈着・軽度の線維増生／高度の線維増生・コレステリン結晶析出（病変は中膜へ）／石灰化巣／潰瘍形成・血栓付着／動脈瘤形成）

進による細動脈のの平滑筋が直接収縮し高血圧も一因となる。

② 高血圧→動脈硬化：先ず末梢血管が硬化することが多い。冠動脈、脳動脈、大動脈の動脈硬化を促進する。

③ 肥満、高脂血症と動脈硬化

　低比重リポ蛋白（**LDL**）のコレステロール（いわゆる、悪玉コレステロール）が高比重リポ蛋白（**HDL**）のコレステロール（善玉コレステロール）に比べて多いので動脈硬化になりやすい。

④ 糖尿病と動脈硬化

　高血圧、高脂血症を通じて動脈硬化が促進される。

⑤ 喫煙と動脈硬化

　ニコチンがアドレナリンを遊離し、血管を収縮して高血圧より動脈硬化となる。

c）動脈硬化に由来する疾患：脳卒中、虚心性心疾患、腎不全等がある。

d）動脈硬化の原因疾患

a．肥満症

定義と概説

　脂肪組織に中性脂肪が異常に蓄積した結果として体重が生理機能の限界を越えて増加した状態をいう。一般には標準体重の20％を超過する体重を持つ人をいう。

解説
標準体重：Body Mass Index（BMI）、「体重kg/（身長m)²」をいう。そして「BMI×22」が標準体重。その±10％に保つ必要がある。BMI 26以上を肥満とする。

BMIは体の脂肪率とよく相関し、BMI 22の時が糖尿病、血管障害等の有病率が最も低い。皮下脂肪高を上腕伸側＋肩甲骨下側で測る方法もある。

肥満と関係深い疾患　①心疾患　②脳血管疾患　③糖尿病、④腰痛、変形性関節症（膝）⑤乳癌（脂肪組織に卵胞ホルモンが貯留される）、子宮体癌等。

①②は特に動脈硬化により発病し、内臓脂肪型肥満（林檎型）は動脈硬化を起こしやすい。

b．高脂血症（hyperlipidemia）
定義と概説

血液が白濁し、血中にコレステロール、トリグリセライド（中性脂肪）等の脂肪成分の増量した状態。

血清の総コレステロール（T-Cho）220mg/dl以上（限界値は測定法等で異なる事がある）、トリグリセライド（TG）150mg/dl以上、LDLコレステロール（LDL-C）130mg/dl以上を高脂血症という（動脈硬化学会）。但し、LDLは低脂肪リポ蛋白の略称である。

2) 高血圧症（hypertension）
定義と概説

大循環における動脈内圧が慢性的に上昇する疾患。
また、WHOは次のように定義している。

正常：最高血圧140未満
　　　かつ　　　最低血圧90mmHg未満（正常は正常高値を含む値）。
軽症：最高血圧140以上160未満
　　　かつ／又は　最低血圧90以上100mmHg未満。
中等症：最高血圧160以上180mmHg未満
　　　かつ／又は　最低血圧100以上110mmHg未満。
重症：最高血圧180以上
　　　かつ／又は　最低血圧110mmHg以上（含、きわめて重症の値）

収縮期高血圧：最高血圧140以上160mmHg未満
　　　かつ　　　　最低血圧90mmHg未満。

注：軽症をグレード1、中等症をグレード2、重症をグレード3ともいう。
　　最高血圧160mmHg、最低血圧95mmHgが用いられたこともある（旧基準）。

a）分類
　① 本態性高血圧（末梢血管抵抗の増大）
　　　遺伝のベースがある人に、肥満等の環境因子が加わり、血管の緊張、内分泌等の調節機構に変調をきたす。
　② 症候性高血圧（臓器の病変が原因で血圧が上昇する。腎炎等）がある。
b）合併症
　　高血圧は、脳（脳血管障害）、心臓（左心室肥大）、腎臓（硬化症）、眼底（出血）の合併症を生ずる。
c）予防
　　食塩の制限。肥満、高脂血症の予防
d）治療
　　カルシウム拮抗剤、アルファ遮断剤、ベータ遮断剤、利尿剤等の降圧剤を投与することが多い。

3）虚血性心疾患

定義と概説

冠状動脈の病的な過程で起こる心筋への血流減少と停止による慢性の心機能低下をいう（WHO）。心臓筋肉酸素供給量の減少途絶が主因である。
危険因子は、高血圧、高脂血症、糖尿病、それぞれの原因による冠動脈硬化である。

a．狭心症（angina）

定義と概説

冠状動脈の狭窄で血流量が減り心筋虚血のため、前胸部の圧迫感（絞扼感）を主徴とし、安静またはニトログリセリンの舌下使用で軽減する疾患をいう。
アテローム硬化のある人に冠状動脈の痙攣や血圧変化等の誘因のある場合に

起こることが多い。
- a）分類　労作性狭心症と安静時狭心症がある。
  - ①　労作性狭心症（冠状動脈狭窄）

    運動負荷で誘発される狭心症で、心電図のSTが発作時や運動負荷で下がる。
  - ②　安静時狭心症（異型、不安定以外の安静時狭心症もある。）
    - ア）異　型－冠状動脈の痙攣で夜間～早朝に起こる。

      心電図で発作中STが上昇する。
    - イ）不安定－発作の強度の増加、時間の延長、座位でも起こる場合をいう。

      心筋梗塞に移行しやすい。共に胸痛は5～15分持続する。
- b）診断：最近は冠動脈カテーテルによる冠動脈造影で心筋梗塞と区別する。
- c）治療：ニトログリセリン等の投与。冠動脈カテーテルを用いバルーンによる。

b．心筋梗塞（myocardial infarction）

|定義と概説|

冠状動脈の粥状硬化等の原因で閉塞（血流が途絶える）の結果生ずる心筋組織の壊死。

- a）分類

  閉塞した血管の部位により分けられ、下壁梗塞、前壁中隔梗塞、側壁梗塞がある。
- b）症状

  白血球が増加し、次いで血清酵素のうち心筋の免脱酵素、GOT、CPK、LDHが増加する。

  心電図は、数時間内にST上昇し、最後は下降する（冠性Tという）。また異常Q波が出現する。

  血圧下降によるショック、心不全、不整脈、心臓破裂で死亡する。
- c）治療

  CCU（大病院に設置）に収容の必要がある。絶対安静にし、冠動脈カテーテルで抗凝固薬（ウロキナーゼ等）を注入する。またベータ遮断剤を与える。3週間後よりトレッドミルによる運動負荷を与える。発作の予防には、

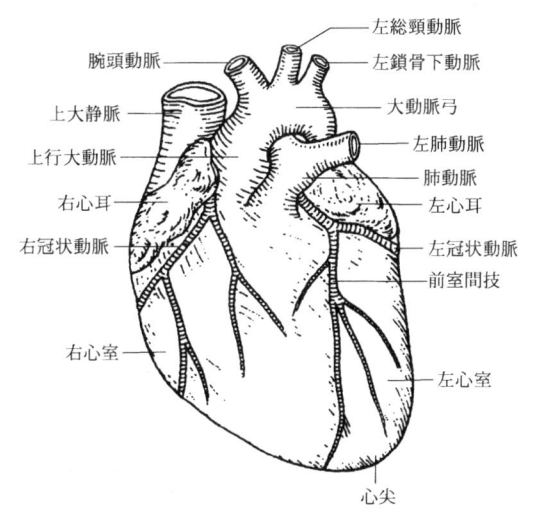

図Ⅱ-5 心臓の前面

　高血圧対策のほかベータ遮断剤、Ca拮抗剤等が有効である。
　4）脳血管障害(脳卒中)：廃用症候群の防止に適切なリハビリテーションを治療と共に行うことが必要である。
a．脳出血(広義)または頭蓋内出血
定義と概説
脳実質内や髄腔内への出血とそれによって生ずる神経症状をいう。
　a）分類　脳内出血とクモ膜下出血がある。
　　① 脳内出血
　　　　脳内細動脈の壊死、破綻による。多くの例(本症の90％)では高血圧を伴う。
　　　　症状は出血部位で異なる。多くの場合運動障害、感覚障害、言語障害、意識障害を生ずる。被殻・視床・橋・小脳出血に分類される。安静にし高張ブドウ糖液を与える。
　　② くも膜下出血
　　　　くも膜下腔に出血する。動脈瘤の破裂によるものが多く動脈奇形等でも生ずる。突然の激しい頭痛で始まる。動脈瘤は外科治療(血管をクリッピングで止める)が可能である。

b．脳梗塞（虚血性脳卒中：cerebral infarction）

　定義と概説

脳組織が虚血により壊死となり神経細胞は不可逆性な変性を示す。

　a）分類
　　① 脳血栓症
　　　　脳内血管（穿通枝）に動脈硬化（粥状硬化、アテローム硬化等）により血栓が形成され支配領域の壊死を起こす。
　　② 脳塞栓
　　　　脳を還流する血管内に流入した異物により、脳内血管の血流が減少し脳組織の壊死が起こる。心臓（心房細動）、頚部動脈の血栓が剥離して栓子となる。
　b）治療：脳圧降下薬（副腎皮質ステロイド等）を与える。
　　　　脳血管障害の症状：死亡率高い。後遺症あり、寝たきり老人の大半は本症による。

c．脳出血の解説
　a）症状：頭痛、片麻痺、昏睡（意識がなくなる）。
　b）後遺症：拘縮（特定の筋肉のみが縮む；内反尖足となる。リハビリテーション；関節可動域の他動訓練、廃用性萎縮を防ぐため、脳出血では発作後3週間内の臥床期に行う）。
　　　　言語障害の治療。寝たきりを防ぐ。また痴呆の発症も多い。

疫学：
　心疾患：死亡率は3位、1995（平成7）年→2位、1999（平成11）年。
　脳卒中：その中でも、死亡率は2位、1995（平成7）年→3位、1999（平成11）年。
　　　　脳出血は減少し、脳梗塞は増加している。

Ⅱ　臨床医学関連分野

表Ⅱ-4　脳出血、脳梗塞　くも膜下出血の鑑別

	頭蓋内出血		脳梗塞症	
	脳出血	くも膜下出血	脳血栓	脳塞栓
前駆症状	なし	なし	しばしばめまい	時にあり
発症	活動中、急進	突発	休息時最急進	徐々突発
頭痛、嘔吐	激しい	頭痛は激烈(後頭部)	なし	なし
項部硬直	多い	著しい	少ない	少ない
意識障害	多く急速に混迷	一過性	軽度	軽度
高血圧	あり	いろいろ	いろいろ	無関係
年令	40〜50歳に最多	40〜60歳に最多	高齢	関係なし
その他	眼底出血	眼底出血	髄液透明	不整脈等

注：脳の膜は、外より硬膜→くも膜→髄液→軟膜。頭蓋内出血の髄液は血性かキサントクロミー。
（必修内科学、南江堂、及び社会福祉養成講座、医学一般より改編）

注）①　集中治療室 ICU(Intensive Care Unit)
　　　　緊急患者に循環、呼吸、代謝の変動を監視し処置を行い、症状の改善後普通病室に入室させる。
　　　　なお、心筋梗塞などの冠状動脈疾患を対象をしたCCU(Coronary Care Unit)がある。
　②　緊急処置のＡＢＣ：A(air way)＝吸引、挿管、B(breathing support)＝人工呼吸、C(circulation support)＝体外心マッサージ

(3) 糖尿病 (diabetes mellitus)

定義と概説

インスリン分泌の欠如、減少、作用の不足の結果、高血糖を示す疾患。人口の2％(40歳以上の人口の約10％)が糖尿病といわれる。

1) インスリン

　　膵臓のβ細胞より排泄されるホルモン。細胞膜のレセプターと結合すると、血糖受容体(GLUT 4)が細胞膜表面に移動し、細胞外よりブドウ糖を細胞内に取り込む。アミノ酸、カリウムも取り込まれる。インスリンが減

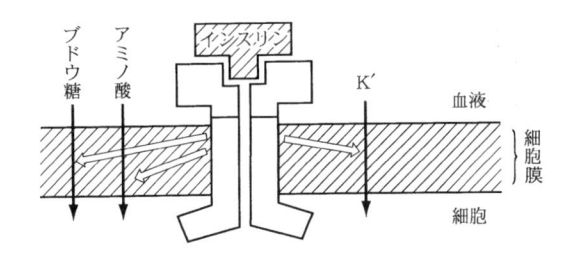

図Ⅱ-6　インスリンとレセプター（古河・本田、『現代の生理学』、金原出版）

少すると、ブドウ糖が取り込まれず、血液に残る。細胞はブドウ糖減少で抵抗力減少傾向となる。膵臓のα細胞よりのグルカゴンは肝臓のグリコーゲンに働き血糖を上昇させる。

2）血糖値等

糖尿病は、血糖の濃度が高く、そのため尿に糖が出る病気。インスリンの不足等による。

①空腹時血漿ブドウ糖濃度140mg/dl以上（正常値、70〜110mg/dl未満）、75gブドウ糖負荷2時間後、200mg/dl以上を糖尿病要医療とした。随時血糖値では、200mg/dl以上とした（厚生労働省健康診査）。ADA、WHOでは（1997）、空腹時血漿ブドウ糖濃度を126mg/dl以上を糖尿病要医療とした。

②糖化ヘモグロビン、特にブドウ糖の結合ヘモグロビンA_{IC}（正常値4.0〜5.6％）が5.6％〜5.9％を要指導、6.0％以上で要医療とする（厚生労働省健康診査）。なお、糖化ヘモグロビンA_{IC}は、ヘモグロビンとブドウ糖が結合したもので、1〜2カ月の血糖のコントロールの状態がわかる。

腎性糖尿病は、血糖の濃度は正常であるが、腎の糖に対する域値が低く糖尿を生ずる。

3）分類

① インスリン依存性糖尿病（Ⅰ型糖尿病、IDDM）：β細胞破壊される（ウイルス等）。インスリンの絶対不足による。

② インスリン非依存性糖尿病（Ⅱ型糖尿病、NIDDM）：β細胞の機能低下インスリンの相対不足及び細胞のブドウ糖レセプターの障害でブドウ糖が細胞に入らない。後者をインスリン抵抗症ともいう。遺伝性（細胞膜にあるインスリン受容体の異常で、インスリンの機能低下が起こることがtriggerとなるといわれる）。また生活環境により肥満等となり発病する。大部分の糖尿病は、これに属する。

症状：口渇、多飲、多尿、体重減少。

4）合併症

① 糖尿病性網膜症：網膜血管の一部がふくれ出血、新生血管が硝子体に入り出血すると失明し、米国での失明の20％に当たる（第1位）。レーザー光線による光凝固で大出血防ぐ。

② 糖尿病性腎症：糸球体の機能障害により、尿中に排泄すべき不要物質が蓄積する。→腎不全となり、人工透析・腎移植が必要となる。
③ 糖尿病性神経症：神経栄養血管の障害。知覚障害が主。
④ 糖尿病性動脈硬化：細胞中のブドウ糖の利用悪い→エネルギー源として脂肪を燃焼→不完全燃焼等→コレステロール蓄積→粥状硬化＋ブドウ糖で血管壁ももろい→細動脈硬化糖尿病性
⑤ 昏睡（急性合併症）：主として高血糖、次いでケトアシドーシスにより意識を失い死亡する。

5）治療

食事、運動療法（肥満の解消だけでなく、GLUT 4が細胞膜に出やすくなり、インスリンの感受性もよくする）。Ⅱ型は経口血糖降下薬が有効である。インスリン自己注射。人のインスリンは大腸菌で遺伝子組替え法で作成する。

先ずインスリンの治療で血糖をコントロールし、安定後に経口血糖降下薬を投与する。

尿毒症は人工透析を行う。米国では人工透析の全例の30％が糖尿病に由来する。腎臓移植を行う例もある。

6）肥満と糖尿病の関係

肥満→インスリン受容体の減少（インスリン抵抗性）→インスリン必要量の増加→膵臓のβ細胞の増殖・肥大→素因のある人→β細胞の障害→糖尿病

7）疫学

患者数は、1960（昭和35）年20万人→1990（平成2）年500万人増加。40歳以上の人の1割といわれる。運動不足、食生活の欧米化による。

注）1997年、ヘモグロビンA1c 6.1％以上で糖尿病の強く疑われる人は690万人で、その53％が肥満歴のある人であった（厚生労働省実態調査）。

循環系疾患、糖尿病のまとめ

循環系疾患

リスク要因：肥満→高脂血症→動脈硬化・（高血圧）→循環系疾患

1）心疾患　虚心性心疾患：冠動脈（心筋の栄養動脈）を侵し心筋に虚血を

きたす疾患。冠動脈硬化→①狭心症、②心筋梗塞。→増加。
病因：①　脂肪の多い食事→高脂血症→冠動脈硬化
　　　②　動脈硬化→高血圧→心肥大
肥満対策：カロリー、動物性脂肪の制限、適度の運動
2）脳血管疾患：脳卒中：脳循環の急激な障害→意識障害＋神経系の脱落。
①　脳出血（脳内小動脈の動脈瘤が高血圧で破裂）
②　脳梗塞（脳動脈が血栓でつまる→支配下の脳組織が壊死）、（食塩→高血圧、低蛋白が原因）等。

糖尿病

病因：インスリン不足又は受容体の機能が悪く、細胞のグルコースが不足し血液のグルコースが上昇。血液の粘性が増す。
合併症：①糖尿病性網膜症　②糖尿病性腎症　③糖尿病神経症
予防：肥満（BMIは正常値は22で、26以上の場合をいう）。→脂肪、糖分の制限。
リハビリ：運動療法はインスリン抵抗性を増大させる。

(4) 痛風（gout）

定義と概説

過飽和な高尿酸の体液から、尿酸ナトリウム塩の結晶が関節の内部に沈着した結果生ずる末梢関節の再発性の急性関節炎。

解説：

男性が80％である。

尿酸、体外；肉食、ビール（核酸→尿酸）、体内；ATP（アルコールの分解で消費され代謝されて尿酸となる）。高尿酸血症（7mg/dl以上）

正常値は男性（3.0～8.3mg/dl）、女性（2.5～6.3mg/dl）で男女差がある。

尿酸→関節内に沈着→痛風

症状：足の親指（片側母趾MP関節）に多く75％、急性関節炎で腫れ激しい痛みがある。コルヒチンで疼痛は寛解する。尿路結石、脳血栓、心筋梗塞のリスクファクター。腎障害（痛風腎）。

治療：食事、薬物療法（尿酸の合成阻害剤と排泄促進剤を与える）。

表Ⅱ-5　代謝疾患の分類

代謝異常	疾患
糖代謝異常	糖尿病
脂質代謝異常	高脂血症、肥満
尿酸代謝異常	痛風
アミノ酸代謝異常	フェニルケトン症
カルシウム代謝異常	骨粗鬆症（老化と関係）

(5) 自己免疫疾患と慢性関節リュウマチ

1) 自己免疫疾患（autoimmune disease）

定義と概説

自己の体液成分に対して免疫反応を示し、発症すると考えられる疾患。

自己の成分には、元来免疫的寛容で免疫反応しないが、寛容状態に破綻をきたすと生ずる。

正常成分が、①ウイルス感染の時、それに近い構造を持つ生体の部分に対する抗体を生ずる（mimicry）。抗原性を発揮する。②免疫細胞から隔絶された水晶体等が血中に入る。③ウイルス感染等でT細胞の禁止クローンが復活し自己成分に免疫反応をする抗体を作る等による。

自己免疫疾患名

① 慢性関節リュウマチでは変性γグリブリンに反応する（リュウマチ因子、RF）。RAテストで80～90％陽性。全身性エリテマトーデス（SLE）で25％陽性

② 橋本氏病（甲状腺炎）、近年はバセドウ氏病もthyroidホルモンの受容体の自己抗体かもしれないといわれている。

③ SLE（全身性エリテマトーデス）：女性に多く男：女＝1：10である。蝶形紅斑は多発性関節炎等を生じ、抗核抗体が出現し、LE細胞が産生される。

④ 自己免疫性溶血性貧血、交感性眼炎、皮膚筋炎、重症筋無力症等。

2) 慢性関節リュウマチ

非特異的で、対称的な末梢の慢性関節炎で、関節と関節周囲の構造の進行性の破壊を起こす。ある種のHLAを持つ人に起こりやすく、マクロファージから特定の抗原をT細胞に提示しやすいといわれている。

変性IgG、II型コラーゲン等に自己抗体を生ずる。特異T細胞によるといわれる。女性に多い慢性疾患である。
① 病因：リュウマトイド因子（変性IgG等と反応するIgM抗体）が関節滑膜上で反応する。自己免疫疾患である。近年、ウイルス感染等で修飾された蛋白が出来、それは、変性IgGや関節滑膜と共通の抗原性があるのではないかという仮説がある。
② 症状：朝のこわばり。手関節の腫張（PIP、MCP）→対称性多関節炎。皮下結節・リュウマトイド因子が出現。滑膜肉芽組織により関節軟骨はパンヌス形成により破壊、骨が破壊され軟骨下の骨性強直を生じ、関節機能障害をきたす。手はボタン穴変形等をきたす。最後は寝たきりで、移動は車椅子で、介護が必要である。
③ 分類：リウマチによる全身の炎症度はLansbaryのsystemic indexによる。

リュウマチ病期の分類（Steinbrocker）
　　ステージI－初期、滑膜腫脹、骨破壊なし　II－中等度、X線で骨萎縮、関節裂隙矮小化　III－高度、X線で関節付近の骨びらん　IV－末期、骨性強直

リュウマチ障害度の分類（Steinbrocker）
　　クラス1－日常仕事ほぼ正常　2－通常活動可　3－身の回りの処置のみ　4－寝たきり、車椅子が必要

④ 治療：消炎剤内服、抗炎症剤、免疫抑制剤（金ゾル）、前2者の効果の少ない場合はステロイド剤を用いる。そして関節の炎症の強い時はスプリントと呼ばれる固定金具で関節の安静を保つ。

3. 難　病（intractable disease）

（1）定義
① 原因不明、治療法未確立

後遺症(病気の回復後機能障害として残る症状)を残す恐れのある疾患
(スモン、悪性関節リュウマチ、ベーチェット病、重症筋無力症等)
② 経過慢性で介護に人手を要し、経済的・精神的負担大
(小児癌、小児慢性腎炎、小児喘息、腎不全の人口透析対象者等)

(2) 分類
① 変性神経疾患(パーキンソン病、ATL等)
② 免疫性神経疾患(ベーチェット病等)
③ 膠原病等の自己免疫疾患(全身性エリテマトーデス等)
④ 心臓血管疾患(大動脈炎　症候群等)
⑤ 消化器疾患(潰瘍性大腸炎等)に分類される。

(3) 看護・介護
①運動・感覚麻痺、平衡障害　②視力・聴力障害　③排尿障害、便秘・下痢　④床ずれ　⑤感染症、嚥下障害、呼吸器、腎臓障害、知能低下　⑥カニュウレの使用、応急処置等の看護、介護が必要とされる。

在宅ケアでは、注意が必要。

(4) 対策

その一つとして、治療研究対象疾患には医療費補助がある。

その件数の多い疾患として全身性エリテマトーデス、潰瘍性大腸炎等がある。

4. 老化と関連疾患

総論

(1) 老化現象(Aging process)

定義と概説

① 成熟期以後、加齢に伴う生理機能の減退。身体の恒常性(ホメオスターシス)が時間と共に崩壊する、そして緩慢であるが進行性で死に至る過程。
② 全ての人に起こる精神、身体の非可逆的な退行性変化。
生理的老化:全ての人に共通、遺伝子にプログラムされている。進行性

で人に有害である。老眼視等。

病的老化：生理的老化に合併し、疾患、環境因子で寿命の短縮されるもの。生活習慣病等、ライフスタイルが影響し、主として寿命の短縮されること等をいう。

1）原因
　a）プログラム説：遺伝子でプログラムされる。細胞分裂によるテロメアの長さの短縮をプログラム説に含ませる人もいる。
　b）エラー説：障害因子が加わる。フリーラジカル理論、活性酸素、遊離基が膜蛋白、酵素、DNAに損傷を与える等。

2）形態面の老化（項目は、社会福祉士講座、医学一般に準拠）
細胞死に続く生理的な再生能力の減少による。
生体内の細胞は加齢に伴いアポトシスの形で老衰する。
　a）臓器の萎縮：重量減；肝臓、腎臓、骨格筋。
　　　　　　　　重量増；心臓→心機能を補うため。
　b）細胞の減少：①数の減少、配列不規則。②膠原繊維の増加と弾力繊維の減少。③微小循環の阻害→細胞の栄養物の補給、老廃物の除去困難→細胞交替の困難な細胞（脳神経、心筋）は壊死。
　c）体内総水分量：若い人の80％。
　d）細胞内液の減少（38％→30％）。細胞外液はほとんど減少せず（23％→27％）。

3）機能面の老化
機能低下が問題で、最終的には生活活動能力（ADL）の低下に至る。総合的には、
　①予備力の減少で無理出来ない。②適応力の減退で入院で悪化する。③防衛力の低下で感染症、癌になりやすい。
　a）予備力の減少：生理機能－70歳では30歳の50％に減少、そのため予備力が加齢で減る。
　b）適応力の減退：環境適応力；便所、脱衣所で温度の適応の悪いため脳卒中発作が起こりやすく、防止必要。
　c）反応の遅延：動作鈍く、自動車による交通事故を起こしやすい。

d）復元力の低下：病気、事故後の回復が遅れる。

　e）防衛反応の低下：免疫力の低下による。インフルエンザ流行の時死亡率高。肺炎で死亡しやすい。癌の発生に関係。

4）代謝面の変化：代謝機能のほか、微小循環の阻害による。

　a）所要熱量：基礎代謝は3/4に減る。肥満になりやすい。

　b）糖質の代謝：日本人は取り過ぎ→動脈硬化。

　c）蛋白代謝：血清アルブミン濃度が低下する。栄養学上は、蛋白は1日、1～1.5g/kg 体重摂取し、動物・植物蛋白比→1：1が必要。

　d）脂質代謝

　　　高脂血症となると動脈硬化を起こしやすいので注意が必要。

　　　高脂血症→虚心性心疾患、脳血管障害の危険因子に注意。

　　　肥満による寿命の短縮に注意。

　　　原発性→遺伝。続発性→食事等による。治療；食事、薬物療法。

　e）ナトリウム代謝

　　　高血圧の予防に必要：ナトリウム10g/日以下。高血圧等は5～8g/日以下とする。

5）老衰死：高齢者死亡の3％。ホメオスターシス(恒常性)が維持出来なくなり死亡。

6）ホメオスターシス(Homeostatis)：恒常性。

　　自動的に身体が一定範囲に調節されている状態で生体の特徴である（老化により許容範囲が狭くなる）。

　a）内分泌－ホルモン系

　b）自律神経－交感・副交感神経系

　　　　例／交感神経→アドレナリンの分泌で心拍数の増大、

　　　　　　副交感神経→アセチルコリンの分泌で心拍数の減少、

　　　　　　　　　で心拍数を一定に保っている。

　　　　　　高　齢　者→負担で交感・副交感神経系のバランスは崩れやすく復元に時間かかる。

　　　近年、サイバネティックスを内分泌、自律神経による自動調節機構とし、ホメオスターシスを器官(血液、心・肺・腎臓)の調和した状態に

よる恒常性と分類する人もある。
(2) **高齢者の疾患**(項目は、社会福祉士講座、医学一般に準拠)
　1) 種類
　　① 生活習慣病：成年期以降に生活習慣と関係し発病する脳卒中、虚血性心疾患等
　　② 老年期特有疾患：前立腺肥大症、変形性関節炎、尿失禁、転倒(→骨折)等
　2) 特性
　　a) 病気の反応力不明確。症状がわかりにくい。癌、心疾患、脳卒中等。自覚症状や発熱不明確で感冒が肺炎となるのを見逃しやすい。
　　b) 複数の疾患にかかる。
　　　① 老化、白内障で前立腺肥大等。
　　　② 一つの病因が多臓器に及ぶ。動脈硬化→狭心症。腎硬化症
　　c) 回復が遅く、慢性疾患が多い。
　　　経過が遷延、再発、余病発症で日常生活動作能力(ADL)をそこなう。その他精神機能低下によって寝たきりでぼけになる等。
　　d) 非定型的な病気の過程：感冒→肺炎→死、癌の進展遅い、転移少ない。
　　e) 薬投与の注意
　　　吸収、解毒、排泄の低下に気をつける。また血液の移行遅延するが蓄積するので副作用の増す恐れがある。
　　f) 比較的健康な高齢者にほぼ起こる疾患
　　　　男性「白内障、老人性難聴、前立腺肥大」
　　　　女性「白内障、老人性難聴、骨粗鬆症」
　　g) 長生きの人の特徴は、消化管が丈夫である。足腰強い。強い意志が必要とされるといわれる。

各論
(1) **泌尿器の疾患**
　1) 尿失禁(incontinence of urine)
　60歳以上の在宅高齢者の18％、60歳以上の病院、福祉施設入所者の半数に

尿失禁が認められる。

定義と概説

不髄意的に排尿の行われることをいう。

　a）解説

　　高齢者の尿失禁の出現頻度は、ADLの低下と関係が深いとされている。

　　女性は尿道が短く膀胱炎を、男性は前立腺肥大による排尿障害を生じやすい。適切な処置を十分しないと皮膚のただれの他、自尊心の低下等の問題が起こる。

　　① 腹圧性：腹圧上昇時、女性に多い。骨盤底筋訓練法を行い、成果のない時は手術をする。
　　② 神経性：排尿抑制中枢障害。
　　③ 横溢性：尿閉(前立腺肥大等)→膀胱内多量尿蓄積→漏出。男性に多い。
　　④ 反射性膀胱による尿失禁：脊髄損傷により、尿意がなくても膀胱が収縮する。
　　⑤ 切迫性尿失禁：トイレに行くのが間に合わずに失禁する。老人に多い。

　b）治療

原因療法が主である。

2）前立腺肥大症

定義と概説

男性に加齢での前立腺内腺と間質の過形成により、内腺を通る尿道頚部に突出し、排尿困難となる疾病。

また、無理に尿を出すため、肥大した膀胱壁の無理な収縮等、刺激症状が加わる。

　a）症状：第1期(刺激症状(尿意頻回等)あれど残尿なし)、第2期(残尿あり)、第3期(横溢性尿失禁で、最後に腎機能低下)に到る。

70歳以上の男性の約25％に見られる。

　　① 閉塞症状：尿の勢いが弱い。排尿にいきむ必要がある。尿線が細く、尿のとぎれることがある。遷延性排尿(出だし遅い)等。
　　② 刺激症状：排尿後に残尿感あり。頻尿、特に夜間瀕尿。排尿を我慢

　　　　　　　　しにくい等。予後：尿閉となり、腎機能不全となる。
　b）診断：直腸内前立腺触診による。残尿量は膀胱部超音波で測定する。
　c）治療
　　① 薬剤アドレナリン受容体のアルファーブロッカー（アルファー遮断剤）投与は、尿道に対する交感神経の収縮作用をゆるめる。また、女性ホルモンを投与する。
　　② 経尿道的に内視鏡により、温熱、マイクロ波等で前立腺を縮小させる。また経尿道的や開腹で前立腺切除がある。
　d）参考：前立腺液は精液の20％を占める。
3）前立腺癌

定義と概説

前立腺の外腺に発生する癌で、骨に転移しやすい。男性ホルモンが関与。
　a）症状：排尿障害が遅れるので発見が困難である。血尿が出ることあり。骨に転移し、骨痛と貧血を併発する。腰痛、骨折で発見されることがある。未分化癌がもっとも危険である。
　b）診断：直腸内前立腺触診による。外腺は直腸に近く発見しやすい。必要なら生検。また、血中PSA（前立腺特異抗原）濃度が10ng/mlで癌を疑う。癌の発生率は4.0ng/ml以下は0.2％、4.1～10ng/mlは10％、10.1ng/ml以上で40％である。
　c）治療：前立腺全摘出を行うか抗男性ホルモン薬を用いる。

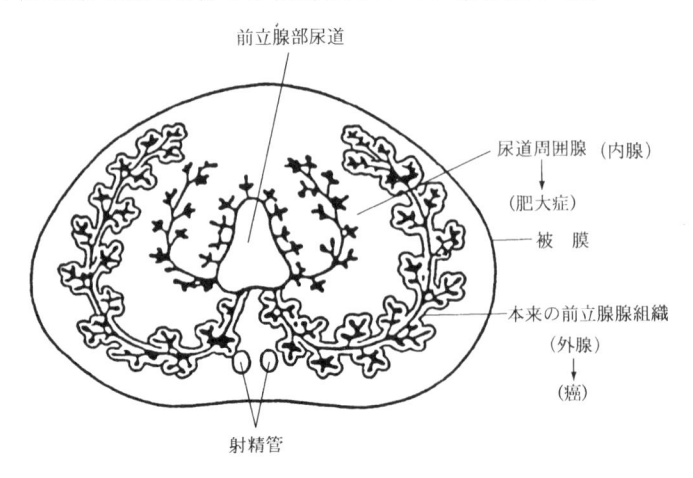

図Ⅱ-7　前立腺のしくみ

4）腎不全（renal insuficiency）

|定義と概説|

腎機能が高度に障害された結果生体の内部環境を維持出来なくなった状態。

（a）急性腎不全

|定義と概説|

何らかの原因で急激な腎機能障害をきたし、高尿素血症を伴う。乏尿を伴うことが多い。

　a）分類
　　① 腎前性：心不全、脱水等。
　　② 腎性：急性糸球体腎炎（蛋白尿）。急性細尿管壊死等。
　　③ 腎後性：前立腺肥大症等。

　b）治療
　　原因療法及び水、電解質の管理、感染症には腎毒性の低い抗生物質を投与する。また血液透析を行う。

（b）慢性腎不全

|定義と概説|

腎の排泄・調節機能の不全を示す臨床状態。

腎機能が段々と低下し、機能不全（老廃物の排泄不可能）となる。

造血機能ではエリスロポエチンが減少し貧血となる。また電解質の調整不全となる。

　a）診断
　　高窒素血症；血清クレアチニン（正常値、1.2mg/dl未満）、及び尿素等の増加→尿毒症（腎不全による窒素代謝産物蓄積、電解質異常によるホメオスターシスの破綻）に至る。

　b）治療
　　食事療法：蛋白質制限を行う。血液透析及び腹膜透析。透析患者は現在約8万人といわれる。

（2）感覚器の疾患

|定義と概説|

内外の環境の変化、即ち刺激を受け入れるように発達した器官。

1）視覚

目：光→瞳孔（光量の調節）→水晶体（レンズ、屈折）→硝子体→網膜（視細胞、棹状体細胞及び錐状体細胞）→視神経→視神経交叉（半交叉）→視索→外側膝状体（ニュウロン）→視覚中枢（後頭葉）。視覚伝導路は視細胞以降をいう。

遠近調節：水晶体が円くなると近いところが見える。

（a）白内障

定義と概説

水晶体の混濁で視力が相当程度に低下したもの。白そこひともいう。

老人性白内障：40歳過ぎにはじまり60歳で50％、1眼性→2眼性となる。視力障害を生ずる。経過に従い初発、未熟、成熟、過熟に分ける。矯正視力0.1以下は手術をする（超音波で、老化したレンズを破砕して吸引する方法が用いられている）。

（b）緑内障

定義と概説

眼圧上昇により不可逆的な障害が視神経に生じ、視神経が侵される状態。青そこひともいう。

眼房水の排出障害、眼痛、頭痛、視力障害（電灯のまわりに輪が見える）を生ずる。最後に失明することがある。米国の失明の約10％といわれる。

2）聴覚及び平衡感覚

聴覚：鼓膜→耳小骨（骨圧は1.3倍となる）→蝸牛→聴神経→内耳神経。
中耳（耳小骨がある）は耳管で咽頭と連絡しているので、風邪の時、細菌が中耳に達して中耳炎を起こすことがある。

平衡感覚：前脳にある半器官等の刺激は、前庭神経等を通じて脳幹を経て大脳皮質に伝導される。半器官、前庭→前庭神経→内耳神経。

（a）老人性難聴

定義と概説

加齢に伴う左右対称性の感音性難聴をいう。

感音性難聴で高音声難聴であり、日常生活には補聴器が必要である。

（b）中耳炎：上気道の炎症が耳管を経て中耳に入る。耳痛、発熱、難聴。

(c) メニエール病：めまい（回転性）、難聴、耳鳴りを3主徴とする。膜迷路の内リンパ水腫等による。

(3) 呼吸器の疾患

肺炎：微生物及びその産物による肺実質の炎症反応。
　　　　　　高齢者は特に、胸痛、発熱、呼吸困難→死に至ることがある。
　　　　　　ガス交換（酸素の摂取、炭酸ガスの放出）が困難となる。老人は嚥下性肺炎にも注意が必要である。

(4) 運動器の疾患

骨粗鬆症が重要である。

骨粗鬆症

> 定義と概説

骨格の石灰化の過程は維持されたまま、絶対的な骨量の減少を示す骨代謝疾患をいう。閉経後の女性に多い。また65歳以上に多い。

骨量の減少→骨組織の構造変化→すかすかでもろい→骨折しやすい。

a) 解説

　　寝たきりの原因は脳卒中－23.6％についで骨折－11.4％である。
　　骨はカルシウムの貯蔵庫（魚類より→生存に有利）。

b) 病理

　　女性ホルモン減少→骨芽細胞（新しい骨を作る）の働き弱い→破骨細胞（古い骨を壊す）の働きが相対的に優位→骨が脆く折れやすくなる。

c) 症状と治療

　　①つい骨（脊柱内）がつぶれた場合は、神経の圧迫→腰、背中の痛み→コルセット。②大腿骨頸部の骨折の場合は、人工骨頭（強くて軽い、ジュラルミン系）に付け替える。

d) 検査

　　手の骨、腰椎のX線の濃度を基準と比較、踵の骨の超音波。X線上では腰椎に骨折のない場合の骨塩量若年成人平均値の70〜80％を骨量減少とし、70％未満を骨粗鬆症とする。また脊椎骨のX線像の縦の骨梁による骨

萎縮度等の判定等によりⅠ、Ⅱ、Ⅲ度に分類する。

e）治療

カルシトニン（甲状腺ホルモン、骨にカルシウムを保持）、活性vitamin D投与。予防：若いうちに骨量を増やすと、骨量の減少に時間がかかる。乳製品が良い。ダイエットを行った際でも小魚は摂る。カルシウムの吸収に活性vitamin Dが関与する。肝油の摂取や日光浴をすることが有効である。

注）骨軟化症は骨粗鬆症と異なりカルシウム不足のため、カルシウムがあれば骨になるべき類骨（膠状線維）が残存する。ビタミンD欠乏性骨軟化症、1歳まではくる病等がある。

（5）精神神経系の疾患

（a）パーキンソン病（Parkinson disease）

定義と概説

中脳黒質にレビー（Lewy）小体という構造物が出現する錐体外路疾患で、振戦、筋強直、無動、姿勢反射障害を4大症状とする。

錐体外路系の疾患で、活動的では舞踏病となり、抑制的ではパーキンソン病となる。

パーキンソン症候群には、その他に一酸化炭素、マンガン中毒、向神経薬、同様の副作用で脳血管障害を生ずるものを加えている。

a）病理：中脳黒質のメラニン細胞の消失により、ドーパミンが減少する、特に線条体のドーパミンの減少によりドーパミンとアセチルコリンの平衡が崩れる。

b）症候：4大症候－①振戦（静止時、動作を始めると減弱する）　②固縮（作業動作時）　③寡動　④姿勢反射異常（転倒しやすい）

c）経過：Yahr重症度分類ではStageⅠ→一側性の振戦、強剛、StageⅡ→両側性の振戦、強剛、StageⅢ→歩行障害、StageⅣ→ADL低下が加わる、StageⅤ→動作不能で車椅子移動、または寝たきりとなる。日常生活指導、関節維持、歩行訓練等リハビリテーションが必要である。

d）治療：Lドーパ、同時に血液脳関門を通らないドーパ脱炭酸酵素阻害

剤を投与する。また副交感神経遮断剤（アーテン）を投与する。
(b) 脊髄小脳変性症 (spino-cerebellar degeneration)

遺伝性、家族性の緩除に発する運動失調。

a) 症状：錐体外路症状→パーキンソン徴候。錐体路徴候→バビンスキー徴候、痙縮。自律神経徴候→起立性低血圧、排尿障害を生ずる。

b) 治療：ATP、ニコチン酸アミド―甲状腺刺激ホルモン放出ホルモン（TRH）の投与を行う。

(6) 精神系の疾患

1) 痴呆 (dementia)

[定義と概説]

知的機能及び他の認知力の退化が、日常生活を行う能力を減退させたもの。米国のアメリカ精神医学会（DSM-Ⅲ-R）による診断基準では、次のとおりである。

　A：短期、長期の記憶障害。　注：生理的ぼけは、度忘れ。（米国）

　B：次の内少なくとも一つが認められる。
　　　① 抽象的思考の障害　　② 判断の障害
　　　③ 失語、失行、失認等、高次大脳皮質障
　　　④ 人格の変化

　C：上記により、職業、社会活動、対人関係の支障を生ずる。

日本の場合、特にスクリーニング的検査では、次のとおりである。

　A：記憶を全て忘れる。

　B：見当識の障害（自己、時、場所の認識障害）がある。

また、長谷川式簡易知能診査スケール改訂版（HDS-R）は見当識と計算能力により診断する。

老年痴呆

（a）アルツハイマー型痴呆：原発性で、脳にβアミロイド沈着、細胞内神経原繊維変化が認められる。女性に多い（男：女＝1：3）。初老期（40～50歳代）に発症する。

　　　　　　　健忘期（記憶障害＋失計算）→混乱期（夜間せん妄、幻覚）

　　　　　　　　　　　　→痴呆期(認知障害、失禁)。発症が徐々で進行性で神
　　　　　　　　　　　　経学的症候がない。
（b）脳血管型痴呆：続発性で脳梗塞、脳出血後に生ずる病気である。
　　a）症状：①痴呆（「まだら痴呆」といわれ、ある知的機能が比較的後ま
　　　　　　　で残る。）　②段階的悪化　③局所的神経症状　④既往歴等の
　　　　　　　循環障害と関連する。
　　b）予防：高血圧のコントロール。
　　c）疫学：在宅者では、脳血管型痴呆はアルツハイマー型痴呆より多い。
　　　　　　　女性はやや多い程度である。
（c）精神症候の比較：アルツハイマー型痴呆は、徘徊、無意味な多動が多
　　　　　　　　　　　く、脳血管型痴呆は、情動失禁、夜間せん妄が多い。

5. カルテの病名、健康診断項目

(1) **カルテ**(clinical record)**の概要**
　　患者背景、現病歴、既往歴、家族歴を記入。5年以上保有の義務あり。

(2) **病名**
　1) 消化器

　　esophagial ……………食道の　　　　cancer ………………癌
　　gastric …………………胃の　　　　　ulcer …………………潰瘍
　　duodenal ……………十二指腸の　　tis ……………………炎症
　　colon …………………腸の　　　　　tumol ………………腫瘍
　　hepatic ………………肝臓の
　　hepatocellular…………肝細胞の

2）脳神経系、呼吸器
　　brain ……………………脳
　　lung ……………………肺

3）循環器
　　angina pectoris（AP）……………狭心症
　　myocardial infarction（MI）…………心筋梗塞
　　hypertention（HT）………………高血圧
　　arrhythmia……………………………不整脈

4）内分泌、代謝
　　diabetes mellitus（DM）……………糖尿病
　　hyperlipidemia（HL）………………高脂血症
　　gout-……………………………………痛風　　　　　　　（注）括弧内は略号

(3) 診断項目

対象：子宮癌・乳癌健診は30歳以上、その他は40歳以上。

血圧：高血圧は、最高血圧－160mmHg以上、または、最低血圧－90mmHg以上。

検尿：テステープで測定。

尿蛋白：正常は陰性。
　① 腎性蛋白尿は、糸球体障害（腎炎等）によりアルブミン等が多い。
　② 尿細管障害の際の低分子蛋白尿（カドミウム中毒等）がある。

尿糖：血糖値上昇による（糖尿病等）。

血色素尿（中毒、輸血不適合）

血尿（腎炎、膀胱炎、癌等）

循環器：心電図は虚血性心疾患や不整脈の発見。

眼底：動脈硬化の時、細動脈硬化を知る。

総コレステロール：220mg/dl以上は注意。高脂血症は、虚血性心疾患、脳血管障害と関係。

貧血：赤血球の数は、男性－500万/mm³、女性－450万/mm³である。
　　ヘモグロビンの正常値（男性－12～17g/dl、女性－11～15g/dl）
　　貧血で、ヘモグロビン11g/dl以下またはヘマトクリット30％以下の場合はすぐに治療する必要がある。
　　ヘマトクリット（血球容積－男性45％、女性40％）
肝機能：
　GOT（AST）－正常値：8～40 IU/l（単位/l）
　　　　肝細胞障害のほか、心筋梗塞等の筋の崩壊時に増加。
　GPT（ALT）－正常値：5～35 IU/l
　　　　肝細胞内に溶存、肝細胞障害－肝炎、肝硬変、肝癌で増加。
　γGTP（正常値：0～30 IU/l、連続飲酒で増加）
血糖値：負荷前空腹時血糖値－140mg/dl以上、糖負荷試験75gのブドウ糖を
　　　　水に溶かして飲み2時間後、200mg/dl以上を糖尿病（要医療）とする
　　　　（WHO）。
胃癌健診：X線の間接撮影。疑の時は内視鏡検査。
大腸癌健診：大腸X線検査、便：潜血反応を行い、疑の時は内視鏡検査を行う。
子宮癌健診：細胞診。X線CT検査等。

Ⅲ 公衆衛生学・予防医学関連分野

1. 公衆衛生学、予防医学

(1) 公衆衛生学
定義と概説

その概念とは、①集団を対象として、②予防医学、環境医学とその手法を用い、公衆の健康の保持・増進をすることである。

ここでいう健康とは、肉体的、精神的、社会的に完全に良好な状態をいう。単に病気、病弱でないということではない（WHO）とされる。

C. A. E. Winslowによる定義を図（緒方、『基礎・衛生公衆衛生学』、朝倉書店）で示すこととする。

公衆衛生とは

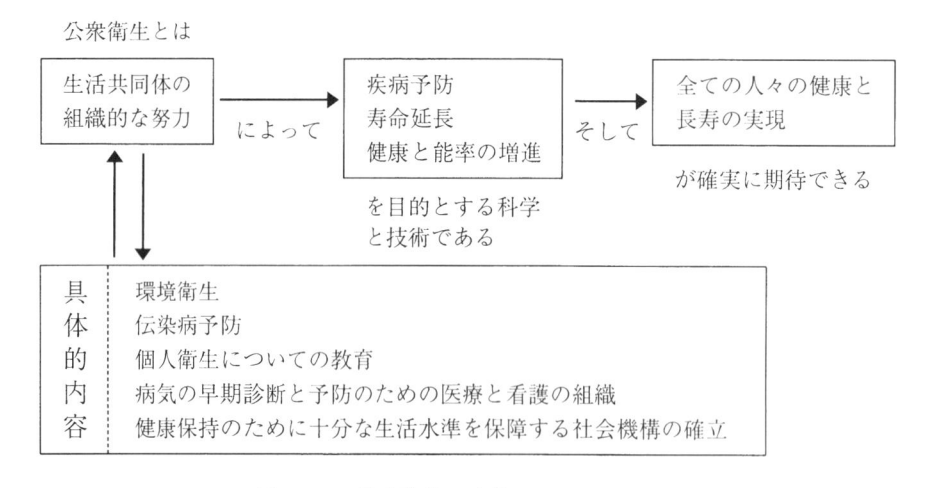

```
生活共同体の          疾病予防              全ての人々の健康と
組織的な努力  によって  寿命延長    そして    長寿の実現
             健康と能率の増進
                      を目的とする科学        が確実に期待できる
                      と技術である
```

具体的内容
- 環境衛生
- 伝染病予防
- 個人衛生についての教育
- 病気の早期診断と予防のための医療と看護の組織
- 健康保持のために十分な生活水準を保障する社会機構の確立

図Ⅲ−1　公衆衛生の定義（Winslowの定義）

公衆衛生とは、生を衛る意で、衣食住等の環境の整備や健康管理等が含まれている。

(2) 予防医学
定義と概説

疾病を未然に防止する医学。治療医学に対する言葉である。

疾病の危険因子（risk factor）を求め、これを除去することが原則的方法である。

1）包括医学として保健、医療が包括される概念として捉える場合は次のように分類される。

　一次予防：健康の保持、増進。→栄養、運動、休養
　　　　　　　　　　（例／アクチーブ80ヘルスプラン）→健康日本21
　　　　　　　環境衛生、予防接種
　二次予防：早期発見、早期治療（例／老人保健法の健康診断）
　三次予防：医療→障害の除去、リハビリテーション→社会復帰

2）成人病予防

　生活習慣を整える。

　　癌：食生活（バランス、繊維質、食塩）、飲酒・喫煙、紫外線
　　　　集団検診

　　虚血性心疾患、糖尿病：食生活、運動→肥満→高脂血症→（喫煙）→動脈硬化。高血圧

3）健康増進法

　本法は国民の栄養改善、運動、休養、疾病予防を図る21世紀の国民健康づくり運動「健康日本21」について法的根拠を与えるため、栄養改善法を引き継いで2003年5月に施行された。本法では、生活習慣病防止のため、栄養改善のみならず、食生活、運動、飲酒、喫煙等の生活習慣病の改善による健康増進について述べている。内容は、健康増進の基本方法、健診実施方針、国民健康・栄養調査、分煙による受動喫煙の防止であり、一次予防の充実である（国民衛生の動向2004）。

2．衛生統計

衛生学や衛生行政等に関係した統計で、この成績に基づいて施策を行う。

1）目的

わが国の事態を知り（解析し）、対策を立てる。

人口静態統計……断面調査。

1920年以来、西暦年数の下1ケタが0か5の年、10月1日の個人（性、年令、就業等）、世帯（人員等の調査）

人口動態調査……届け出を1年でまとめる。衛生統計の値。

粗出生率、粗死亡率：粗率は、人口を性、年齢で分けぬ場合（事件数／人口）×1000

2）出生統計

合計特殊出生率…1人の女子が一生に産む子供の数（15〜49歳）

総生産率…………1人の女子が一生に産む女子の数

純生産率…………1人の女子が一生に産む女子の数（含む、母の世代の死亡率）

3）死亡統計

PMI…………（50歳以上の死亡／全死亡）×100

年令調整死亡率：2群の比較の際、年齢構成の差を取り除いた死亡率。

3大死因……悪性新生物（29.6％）、心疾患（15.4％）、脳血管疾患（14.2％）

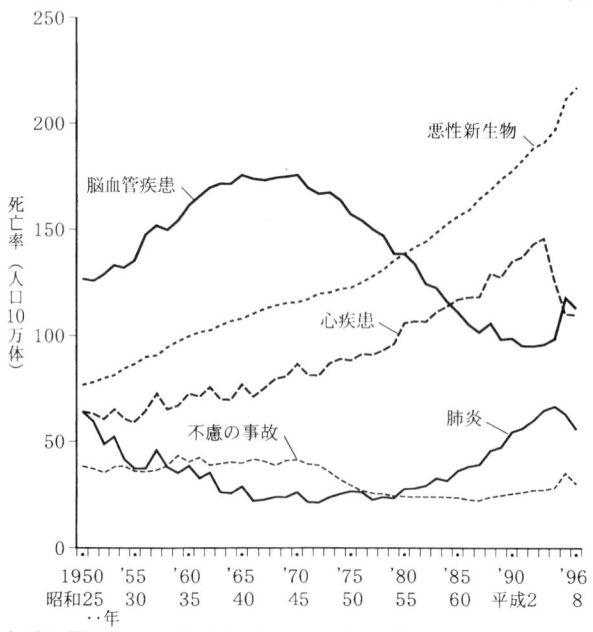

図Ⅲ-2 主要死因別にみた死亡率（人口10万対）（資料：厚生省「人口動態統計」）

（3大成人病：59.1％）といわれる。括弧内は1996（平成8）年の値。

母子保健関係

死亡率＝（該当児死亡数／出生数）×1000（10万当たりで表す事もある）。

早期新生児（生後1週未満）：新生児（生後4週未満）：乳児死亡率（生後1年未満）1999（平成11）年＝130：181：341（出生10万対）。

周産期死亡率＝｛（妊娠22週以降の死産数＋早期新生児死亡数）／出生数＋（妊娠22週以降の死産数）｝×1000…（平成11年4.0で後期死産比2.7、早期新生児死亡比1.3で後期死産数が明らかに多く早期新生児死産数の約2倍である。）

妊産婦死亡率…妊産婦死亡数／出産数（出生数＋妊娠12週以後の死産数）（平成11年出産10万対5.9）

死産率＝死産数／出産（出生＋死産）数

自然死産率＝｛自然死産数／出産（出生＋死産）数｝×1000

人工死産率＝｛人工死産数／出産（出生＋死産）数｝×1000

（注：優性手術：優性保護審査会→医師）

人工死産率（17.9出産千対）は自然死産率（13.7出産千対）より高い（平成11年）。

人工妊娠中絶：医師会指定医により妊娠22週未満までが条件。

4）疾病統計

罹患率…………（新患者発生数／人口）×10万

有病率…………（一時点の患者数／人口）×1000または10万

受療率…………（調査日に医療施設で受療した推計患者数）／人口10万
　　　　　　　患者調査による。

5）生命表

平均寿命：0歳の平均余命、2000（平成12）年、男性：77.64歳、女性：84.62歳。

6）分析疫学

患者対照研究……例／肺癌と正常者群の過去の喫煙歴を調べる。

要因対照研究……例／喫煙群と非喫煙群の将来の肺癌発生率を調べる。

3. 食中毒と国民栄養

(1) 食中毒

1) 総論

定義と概説

飲食物を接種することで起こる中毒をいう。

ただし、腸チフス、赤痢のような伝染性疾患、寄生虫症等は含めない。

微生物は、食物中で増殖した後に中毒を起こすことを原則として考えている。

分類

  感染型：サルモネラ菌：易熱性、鼠→人

     腸炎ビブリオ：易熱性、魚介→人

  毒素型：葡萄状球菌：耐熱性、人の化膿巣→人

     ボツリヌス菌：易熱性、ハム、ソーセージ→人

  自然毒：動物性：ふぐ：耐熱性、呼吸麻痺；ICU

     植物性：毒きのこ

  化学性：砒素、PCB

加熱は必要だが、無効なものもある。

2) 各論

a．腸炎ビブリオ

感染源：生の海産魚介類

コレラ菌の仲間、増殖力大、7〜9月に多発。

好塩菌：3〜4%食塩水を含む培地で増殖（生理的食塩水は0.85%）

潜伏期：4〜18時間。上腹部痛、悪心、発熱、嘔吐を伴った水溶性下痢時に粘血下痢が主症状である。12時間後より寛解し始め、2〜5日で治癒する。テトラサイクリン系抗生物質が有効である。

診断：原因食品と下痢便。

b．サルモネラ菌：腸内細菌の1種

感染源：肉類（飼料→鳥＞豚＞牛）とその加工品、卵類。人は0.3%保有、鼠

　　　　　　は35％、鼠→大福餅。現在は卵が原因のことが最も多い。
　潜伏期：24時間。高熱(40℃)、下痢、腹痛、敗血症型(骨髄炎)
　予防：①屠場食肉汚染防止　②増殖阻止：低温保存(＜10℃)　③加熱
c．ブドウ球菌
　もともとは化膿菌。毒素(エンテロトキシン)を生ずるものをいう。
　折り詰めに多い。①卵焼き、かまぼこ保存中増殖　②米飯→トキシン
　潜伏期：1～5時間。嘔吐、腹痛、下痢、血圧下降→ショック。24時間で消失。
　予防：毒素(耐熱性)産生以前に殺菌する。
　　　　調理従事者。マスク。化膿のチェック。調理直後加熱する。
　保存：室温6時間以内とする。
d．ボツリヌス菌
　　　嫌気性菌→麻痺毒素、土壌、海泥にあり。毒素は100℃、1分で無毒化す
　　　　る。いずし(魚の水漬け)等の食材の例が多い。カラシ蓮根の真空
　　　　パックよりの報告例もある。
　　　副交感神経→アセチルコリン遊離阻止→呼吸麻痺死亡
　症状：視力低下、瞳孔散大。嚥下障害。四肢麻痺、呼吸麻痺→死亡
　予防：魚の水漬け；血出しを水を増し、短時間
　　　　　ソーセージは、摂食前加熱し無毒化
　食品添加物：動物最大許容量×安全係数＝許容量
　指定：食品衛生調査会→厚生省(輸入食品も準拠)
　3) 特論
　　　腸管出血性大腸菌(O 157)毒性の強さからいえば消化器系感染症に属
する。

定義と概説

　Vero細胞毒素を産生する大腸菌をいう。
　集団下痢症で、アメリカ、カナダで多発し、ハンバーガーのパティ、ローストビーフによるものが多い。
　生、または、生に近い状態で食べられる牛肉が問題。1990(平成2)年、埼玉県幼稚園で2名死亡。ベロ細胞毒素により、胃腸炎、血便、かぜ様症状の後、溶血性貧血、血小板減少、溶血性・尿素性・症候群腎障害を併発し重症となる。

a．予防

　a）予防の原則

　　一次感染：①食肉の加熱。O157は75℃、純粋培養では1分で共雑物がある時は、10分間位加熱した方が安全である。②食肉→調理済み食品を防ぐ。③飲料水の検査。

　　二次感染：①患者の糞便、おむつの処理を衛生的にする。
　　　　　　②介護者の患者の汚物の処理後の手洗いを徹底する。

　b）予防の実際

　　手と食材から持ち込まれる。

　　① 感染予防：帰宅後、用便後、調理前、食前、石けんで手洗い。
　　② 食材の加熱(中心温度75℃、1分)が必要。中心温度計のない時は、食材を切って生か否かを見る。

b．早期発見

　5～10月に下痢の時、便に血液が混ざる→ただちに受診する。

　患者の出た時：菌が微量で感染することに注意。

　二次感染予防。衣類は熱湯、漂白剤で消毒後洗濯。

　手をまめに消毒。シャワー使用(風呂の共有による感染あり)。

c．治療の進歩

　重傷化防止。

　① ベロ毒素が血液に入る前(発症後3日内)は、抗生物質有効。
　② 毒素吸着剤(カナダ)。粉末で飲むとベロ毒素を特異的に吸着し体外に排泄
　③ ベロ毒素の発見：45分で発見出来るキット。

d．まとめ

　本菌は、大腸菌が赤痢菌様の毒素を持ったような菌である。

　① 外環境に抵抗強い(大腸菌の性質)。
　② 高い感染力(むしろ、消化器系感染症：3類感染症で特定業種(給食等)への就業制限、消毒等の処置が必要とされる)。
　③ 毒素は、子供に腎不全、脳症を生ずる。
　④ 予防：手洗いと加熱が原則である。

(2) 国民栄養

国民の栄養状態で栄養改善法により国民栄養調査で測る。

1) 国民栄養調査

|定義と概説|

国民の栄養情況を医師、栄養士等により、無作為抽出した世帯で、栄養摂取、食生活調査を行う。

a. 解説

日本人の所要量：エネルギー2000kcal、蛋白質1g/kg
　　　　　　　　カルシウム0.7g、食塩10g/日

b. 問題点

カルシウム摂取不足、食塩の取り過ぎ。

c. エネルギー所要量

所要量＝10/9×(基礎代謝＋活動代謝)で算出し、この式の中の活動代謝は基礎代謝×生活活動強度で計算する。

2) 必須アミノ酸(生体内で合成できないアミノ酸をいう)。

ロイシン、イソロイシン、リジン、メチオニン、フェニルアラニン、スレオニン、トリプトファン、バリン、ヒスチジン(特に乳幼児)がこれに属する。

4. 精神保健福祉法

|定義と概説|

・精神衛生法…1950(昭和25)年、国民の精神的健康の保持・向上を図る目的で制定された。
・精神保健法…1955(昭和30)年、精神障害者の人権に配慮する医療が求められたことから制定された。
・精神保健福祉法…1995(平成7年)、精神障害者の社会復帰の促進、地域の福祉サービスの向上を目的に制定された。

(1) 入退院の必要事項

入院名	患者の状態	条件 保護者	条件 精神保健指定医(時間)
任意入院	自らの同意		
措置入院	自傷、他害の恐れ		2名以上の診察結果の同意
医療保護入院	医療保護のため入院必要	同意必要	1名の診察結果の同意
応急入院	医療保護のためただちに入院必要	同意の不可能	1名の診察結果の同意 72時間に限り入院
仮入院	診断に時日を要する	親族同意要	1週間を超えない期間

仮入院の同意を得る際の親族：配偶者、直系血族、兄弟・姉妹等
その他：精神障害による通院：医療費の1/2を公費負担とし得る。

(2) 精神保健法の一部改正

1) 歴史的経緯：

① 精神衛生法(1950(昭和25)年)／精神障害者の医療保護・予防、国民の精神的健康の保持向上を目的、都道府県に精神病院の設置等。精神障害者の人権に配慮した適正な医療及び保護。

② 精神保健法(1988(昭和63)年実施)／精神障害者の社会復帰促進、国民の精神的健康の保持向上。

③ 精神保健法の一部改正(1993(平成5)年)／精神障害者の定義を精神疾患を有するものとする。社会復帰の促進、適正な医療保護の実施。

④ 障害者基本法の成立(1993(平成5)年)／精神障害者は、身体障害者、精神薄弱者と共に基本法の対象となる。

⑤ 地域保健法の制定／精神障害者の社会復帰の内、身近な保健サービスは、市町村保健センターの役割。

⑥ 精神福祉法(精神保健及び精神障害者福祉に関する法律)の制定(1995(平成7)年)－精神保健法の一部改正による。

(3) 精神保健法の一部改正（1993（平成5）年）

1）精神障害者の社会復帰促進：
　① その社会復帰促進→国、地方公共団体、医療施設または社会復帰施設の設置者→相互連携を密にする。
　② 精神障害者の地域生活援助事業（グループホーム）の法制化：共同生活を営み得る精神障害者→共同生活住居において日常生活の援助（国、都道府県の補助）。
　③ 精神障害者社会復帰促進センター（1カ所）→広報、研究開発、研修。
2）精神障害者の人権に配慮した適正な医療及び保護：
　① 保護義務者→保護者：保健・医療・福祉の援助を受けられるとする。同意入院等。
　② 仮入院：精神障害の疑いあり、診断に時日を要する。3週間→1週間を超えない期間。
　③ 施設以外の収容禁止：削除。
3）その他：
　① 精神障害者の定義：精神分裂病、中毒性精神病、精神薄弱、精神病質、その他精神疾患者。
　② 栄養士、調理師、製菓衛生師：精神障害者は、絶対的欠陥事由→相対的欠陥事由。

(4) 精神福祉法：精神保健及び精神障害者福祉に関する法律の制定

精神保健法の一部改正（1995（平成7）年）
1）精神障害者社会復帰のための保健福祉施策の充実：①精神障害者手帳制度の創設。②知識の普及等の地域保健福祉施策の充実。市町村の役割明記。③社会復帰事業の推進。
2）よりよい精神医療の確保：①精神保健指定医制度の充実。②医療保護入院の告知義務の徹底。③通院公費負担医療事務の合理化。
3）公費負担医療の公費優先の見直し（保険優先化）。

5. 環境衛生学、環境医学

環境

> 定義と概説

我々の生体を取り巻く外環境をいう。一般には生物の生存する上でかかわりのある周囲のものをいう。

種類

(1) 存在する場所による分類

1) 地球環境

大気：①炭酸ガス→温暖化　②酸性雨(acid rain)→pH 5.6以下をいう。pH4以下で農作物・森林被害　③フロン→オゾンホール→紫外線→皮膚癌を発症しやすい。

海洋：石油汚染、PCB汚染等の報告が多い。
①海産生物の減少、プランクトン、魚介類の減少が生ずる。
②食物連鎖による食品汚染(PCBのごとく外環境の生分解性が低い物質に多い)。

2) 地域環境(生活環境)→ 7公害

大気：固定発生源－工場－SOx、NOx→慢性気管支炎、気管支喘息等を生ずる。
移動発生源－排気ガス－NOxの他、COはオキシヘモグロビンに対する親和性が強く酸素運搬を阻害する。

海洋：災害時特に二次災害

作業環境：職業病防止
有機溶剤中毒、重金属中毒、職業癌の防止が必須。作業者の有毒物質摂取量は、生物学的モニタリングで推定する。

(2) 要素・原因物質による分類

1) 要素(衣、食、住)に関して

① 生命維持のための要素：空気、水等

② 健康に必要な要素：温熱、光、音等
③ 健康に有害な要素：病原微生物、有害化学物質（ダイオキシン等）
2）原因物質に関して、
　生存に有害な影響を及ぼす要素を抑制する環境科学が必要とされる。
　　即ち、①適切な給水　②屎尿の適切な処分　③安全適切な食料の供給　④塵芥、廃棄物処理　⑤清潔な環境の保持　⑥住宅規制、都市計画　⑦事故の際人命救助　⑧伝染媒介減の取締り。個人のみならず集団の努力による衣、食、住の清潔と整備の努力といえる。
3）環境ホルモン
　外因性の内分泌攪乱物質で主に女性ホルモン様の作用をするものをいう。PCB、DDT、ビスフェノールが属する。重要なものとしてダイオキシンがある。この物質は800℃以上の燃焼温度が保てない廃棄物焼却炉の有機化合物より発生しやすい。慢性毒性として肝・皮膚症状の他ラットやマウスに臓器癌をを発生させ、マウスに催奇性が認められている。

(3) 環境衛生

定義と概説

環境による健康障害を対象とする医学。
　環境の原因物質による分類は、以下のごとくである。
　1）物理的環境：放射線
　2）化学的環境：重金属、溶剤
　3）生物的環境：病原微生物
　4）社会的環境：ストレス→心身症

6. 在宅介護（在宅ケア）

> 定義と概説

在宅のまま、疾病や障害による影響をできるだけ少なくするための介護システム。また、家族関係の中では十分できない福祉のニーズに対して補充するサービスをいう。

(1) 在宅ケアと施設ケア

近年のkey wordは normalization（ノーマライゼーション、正常化）、地方分権である。

1) 住宅ケアを取り巻く情勢と問題点

a. 住宅ケアを取り巻く情勢

a) 児童福祉法、身体障害者福祉法、老人福祉法、精神薄弱者福祉法。戦後発布された福祉関係の法規は、一つの行動理念として該当者を施設に収容して自立を図る努力がなされた。これを「措置」とし、「施設収容型福祉」という人もある。

b) 近年の在宅福祉の概念は、いわゆるimpired elderly の人を、施設でなく、「在宅」でケアを行うという "normalization"（どのような児童、障害者であっても特別視せず、基本的には普通の人間として接していくこと）の理念の一面であり、a) のように特別の収容施設を持たないこととなる。そして全ての人が対象とされるので、「普遍型福祉」という人もある。

b. 在宅介護の要介護者の問題点

a) 要介護者について：もし、我々が、介護を要する要介護老人であると「イメージ」した場合、特に重病で、病院でなければ命のもたぬ場合を除いて、感情的には、長年住み慣れた家に居たいと思うのが自然であろう。

癌で再起不能の人でも、一旦は家に帰るではないか。しかし、よく考えると、これは、要介護老人が在宅、施設のどちらを選ぶかということであり、自分の病状、ADLや家族の事情から、論理的に施設の方が安全と考

える要介護老人もいる訳である。
c．在宅介護者の問題点
 a）介護者の負担の問題点
　　要介護者を持つ介護者であり、夫婦共稼の場合を考える。その際、
　　時間－介護の時間は、自己の時間あるか？
　　経済－経済的に耐えうるか？
　　疲労－疲労による健康障害は？　が問題となる。
以下の点をcost of care indexとして調べる。
　① 社会的制約－あなたの時間が取れなくなった。日課が壊れた等。
　② 健康－家族の健康が損なわれた。食欲がなくなった等。
　③ 意欲－年寄の欲求をかなえるのは有意義か、否か等？
　④ 不愉快－介護で家族がイライラする等。
　⑤ 経済負担－他のことに使おうと考えた貯蓄に手をつけざるを得なくなった等。
　　制約あり：社会的：9.2、健康障害：9.3、意欲ない：7.3、
　　不愉快：8.5、経済負担あり：8.4（満点：16.0）
 2）介護者の疲労、家庭環境からの問題点
　我々の研究の結果では、
　a）介護所要時間：排泄、食事、体位変換、清拭等が介護者の本来の生活時間を減少させる。
　b）介護者の自覚疲労は、横になりたいし、眠い、イライラする、肩が凝る、腰が痛い、の訴えが多い。
　c）つらい作業：下の世話、運動、夜中の介護、入浴、清拭等である。
　d）家屋：段差。トイレ・風呂に不便の訴えが多い。
　　在宅介護は、政府の経済的負担は施設介護より少ないが、それは、介護家族が、経済的・精神的・肉体的負担を背負っているからである。従って、介護保険での解決が必要とされるのである。
　　患者が、在宅介護か、施設介護かを選択するための因子は次のとおりである。（どちらが本人によいか？）
　① 患者の病状、QOL、食事、入浴、用便等、全介護、一部介護が必要。

② 介護者が存在し、介護能力はあるか。
　　　③ 家屋構造が適切か？－構造上、転倒しやすく骨折しないか？－段差、トイレ、風呂場等。
　　保健福祉の対象として、介護者の健康保持は、介護者のみならず、被介護者にも重要。
　3）施設ケアと在宅ケア
a．施設ケア（括弧内は介護保険施行前の名称）
　　介護療養型医療施設（旧老人病院）：急性期、慢性期の治療が必要な老人－医療法より介護保険法が継承、但し、医療型病床群は別扱いで医療保健法で施行。
　　介護老人保健施設（旧老人保健施設）：病状は安定期、入院、治療は必要ないが、リハビリ、看護、介護の必要な老人を収容する。老人保健法より介護保険法が継承。
　　介護老人福祉施設（旧特別養護老人ホーム）：いわゆる寝たきり老人。身体上、精神上、著しい欠陥があり、常時介護を必要とする老人（65歳以上）－老人福祉法より介護保険法が継承。
b．施設における在宅ケアの援助………短期入所サービス
　　ショートステイ（1泊～2週間まで）。
　　　在宅ケアの老人が対象。介護老人福祉施設、養護老人ホーム、介護老人保健施設、原則7日以内。介護者に差し支えのある時に利用する。
　　デイケア
　　　体の不自由な老人等。動作・機能訓練、レクリエーション、入浴（約500円／時間）等を行う。
c．在宅ケアの援助組織
・訪問看護ステイション（70歳以上の老人）
　患者の要請により、医師の指示を得て患者の訪問看護、清拭、病状観察、褥そうの手当てをする。→医療行為に属する。看護師、準看護師、PT（理学療法士）、OT（作業療法士）で構成する。
・在宅介護支援センター
　介護福祉士、ヘルパー、患者の要請で、在宅介護の相談と介護の指導をする。

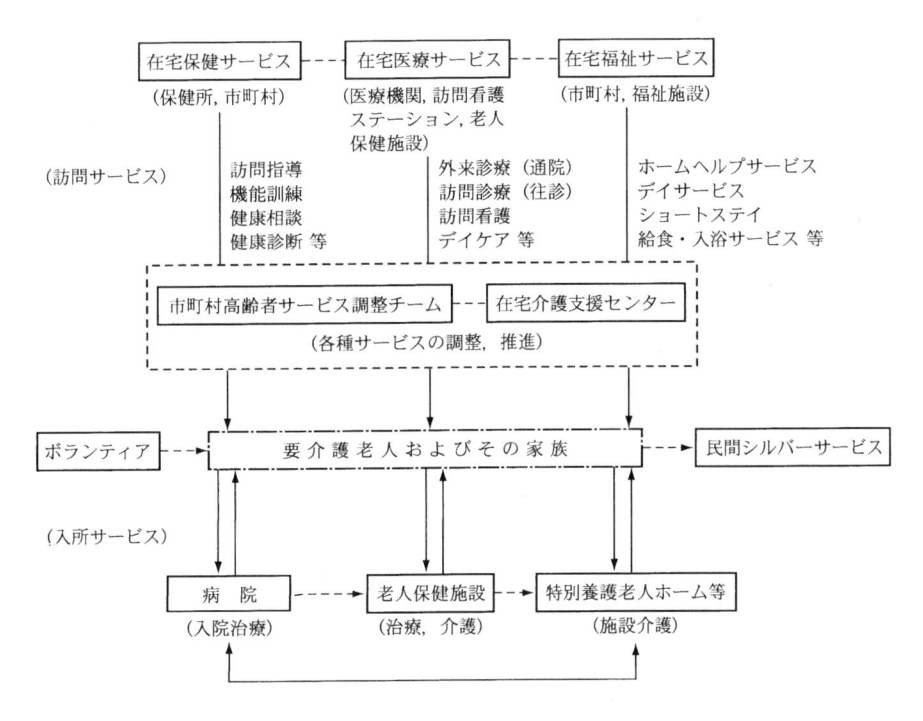

Ⅲ　公衆衛生学・予防医学関連分野

図Ⅲ-3　要介護老人及びその家族に対する保健・医療・福祉サービスの体系
（緒方編著、『基礎衛生・公衆衛生』、朝倉書店）

d．調整組織　高齢者サービス調整チーム

　　患者を中心とする情報交換、事例検討等在宅介護に対する保健・医療・福祉の統合

(2) 保健、医療、福祉の統合と新ゴールドプラン

今後の方向

1) 保健・医療・福祉の統合

　　client の立場を重視し、従来の縦割り行政をやめ、保健・医療・福祉のサービスの一元的供給を行う。

2) 地方分権

　　地方分権を重視し、市町村の保健福祉センターが身近な福祉の施策(母子保健、得栄養相談等)を保健所より移管されて行う。→公的介護保険の地方の重視(費用　1/4)。

3) 新ゴールドプランは、在宅ケアを中心とするサービス提供量、human

powerと設備の充実。期間は1999(平成11)年までとしている。

在宅介護：ホームヘルパー17万人、ショートステイ6万人、デイサービス1.7万人。

訪問看護：ステイション(5000カ所)、在宅介護支援センター(1万カ所)

特別養護老人ホーム(29万カ所)、老人保健施設(28万カ所)等（介護保険下の名称は、91頁に記す）。

human power：寮母・介護職員(20万人)、看護職員(10万人)、OT、PT(1.5万人)の充当を目的としている。今後介護保険制度の施行後の「スーパーゴールドプラン」を計画中である。

(3) 公的介護保険

公的介護保険(案)運営主体－市町村、特別区

1) 支払い……ほぼ1人当たり、2500円／月(自治体で差あり)

　40～65歳未満、医療保険料＋介護保険料の型

　　　国民健康保険の場合は健康保険料と共に徴収され、1/2公費負担、組合健康保険の場合は1/2は雇用者負担である。

　65歳以上、全額個人負担の場合が多い。

2) 給付条件

　第1号被保険者(65歳以上のもの)：原因を問わず、要介護状態になれば、保険の対象

　第2号被保険者(40歳以上65歳未満のもの)：老化に伴う15種の疾病による要介護状態に限って、保険の対象

総給付の財源は50％は公費で負担する。利用者負担は1割である。その他は介護保険料より支払われる。

3) 要介護認定基準

　① 食事、排泄、入浴等の介護作業と、洗濯等の日常生活補助

　② 徘徊探索、歩行訓練の補助などから直接生活・間接生活介助及び問題行動・機能訓練・医療関連行為の5分野における必要サービス時間を要介護認定基準とする。

4) 要介護度：必要サービス時間で要介護度を分けた。

　　　　要支援状態　　要介護状態とは認められないが社会的支援を要する状態
　　　　　（30分未満）
　　　　要介護状態区分1　　生活の一部について部分的介護を要する状態（30
　　　　　分以上50分未満）
　　　　要介護状態区分2　　中等度の介護を要する状態（50分以上70分未満）
　　　　要介護状態区分3　　重度の介護を要する状態（70分以上90分未満）
　　　　要介護状態区分4　　最重度の介護を要する状態（90分以上110分未満）
　　　　要介護状態区分5　　過酷な介護を要する状態（110分以上）
　5）要介護認定とケアマネジメント
　　注：要介護認定は定期的に行い、ケアマネジメントもそれに従う。
　　　　ケアマネジャーまたは本人がケアープランを作成する。
　6）サービス：在宅サービス、施設サービスに分かれる。

(4) 介護休業制度

　現況：
　　　介護のため職を離れる人、8万人／年。
　　　非現業国家公務員……………………………1994（平成6）年9月から。
　　　現業国家公務員（郵政、林野、印刷、造幣）…1999（平成11）年から。
　　　民間企業……………………………………1999（平成11）年4月から。
　介護休業制度の概要
　1）要介護状態の基準
　　　継続2週間以上常時介護を必要とする。
　　　日常生活活動（ADL）（全介助が多い）、問題行動（暴力、自殺等）
　2）対象となる家族
　　　配偶者、父母、子、配偶者の父母等
　3）労働者の範囲
　　　原則として、全ての労働者（日々雇用者等を除く）。
　4）休業期間と取得回数
　　　　休業期間………連続3カ月（脳血管疾患の安定する期間）
　　　　取得回数………要介護者1名について、1回

5）申し出
   2週間前
6）勤務時間の短縮………その他の方法
   ① 短時間勤務制度……勤務7時間以上の人は1時間以上
   ② フレックスタイム制
   ③ 始業、就業時間の変更
   ④ 介護サービス費用の助成

7. 保健・医療・福祉

保健・医療・福祉について、以下に概説する。

(1) 包括医療(comprehensive medicine)

医学・医療を疾病よりむしろ、人間を中心に考える。健康増進(health promotion)、疾病予防、治療、リハビリテーションが、一貫する保健サービス。
第1次予防(疾病を未然に防止)→第2次予防(早期発見、早期予防)→第3次予防(障害の制限、社会復帰：リハビリテーション、適性配置等)

(2) 保健(health)

健康を維持し増進すること。健康生活上の支援をすることにより、人の持つ困難等に対し支援することにより、幸福な生活を営むことが出来るようにすること。

(3) 医療(medical service)

患者の障害の改善、または医術で病気を治すこと。

(4) 福祉(welfare)

弱者救済より、生活支援が中心になりつつある。または社会活動(social

activity、主に米国)。公的扶助による生活の安定といわれてきた。

(5) リハビリテーション(rehabilitation)

身体障害者に対して、身体的のみならず、精神的・経済的・職業的に可能な限り全人的な回復を図ることをいう。

WHO、1981の定義は以下のように述べられている。

リハビリテーションとは、能力障害あるいは社会的不利を起こす諸条件の悪影響を減少させ、障害者の社会統合を実現することをめざすあらゆる措置を含むものである。

リハビリテーションは障害者を訓練してその環境に適応させるだけでなく、障害者の直接的環境および社会全体に介入して彼らの社会統合を容易にすることをも目的とする。

障害者自身、その家族、そして彼らの住む地域社会は、リハビリテーションに関係する諸種のサービスの計画と実施に関与しなければならない。

(6) 障害の構造

a．ICIDHモデル(WHO、1980年)を示す。

① 機能・形態障害(impairment)

生物レベルでとらえた障害である。「麻痺、失語・失行・失認」などがこれに当たる。

② 能力障害(disability)

個人レベルでとらえた障害である。「歩行困難、日常生活行為（ADL）障害、職業能力障害」などである。

切断に対する義足、脳卒中に対する装具・杖、右手の切断や麻痺の時に左手で字を書くこと等々がこれで、リハビリテーションの極めて有効な手段の多くがこれに属する。

③ 社会的不利(handicap)

社会的存在としての人間のレベルでとらえた障害で、「失職、職場・家庭での役割の喪失、経済的困難」等々である。①→②→③の順に考えると理解しやすい。

b．ICFの生活機能構造モデル（WHO、2001年）

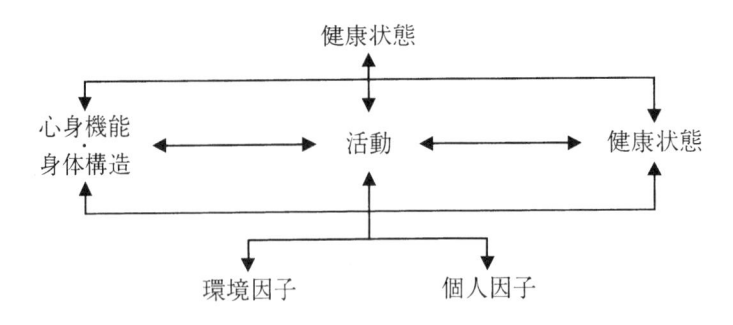

```
                    健康状態
                      ↑
    心身機能・  ←→   活動   ←→   健康状態
    身体構造           ↑
                      ↓
              環境因子   個人因子
```

ICFにおける用語の変化は、ICIDHに対してマイナスからプラスへの意義を持つ。両者の比較を以下に示す。

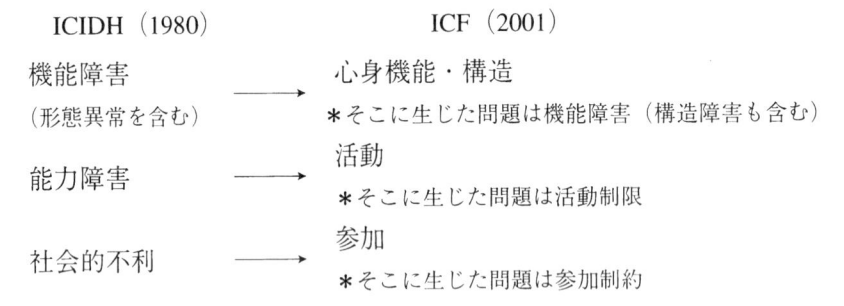

ICIDH（1980）　　　　　　　ICF（2001）

機能障害　　　　　→　　心身機能・構造
（形態異常を含む）　　　　＊そこに生じた問題は機能障害（構造障害も含む）

能力障害　　　　　→　　活動
　　　　　　　　　　　　＊そこに生じた問題は活動制限

社会的不利　　　　→　　参加
　　　　　　　　　　　　＊そこに生じた問題は参加制約

さらにICFは「さまざまな分野でも役立つ」ことを目的としている（上田敏　ICF講演会抄録、国立長寿医療センター）。

(7) 日常生活活動（動作）（activity of daily living）

患者あるいは障害者がどの程度日常生活ができるか、どの程度にまで機能を回復し、どのくらいまで日常の肉体や精神活動に耐えられるかを知る。

そこで、①ベッド操作（食事、洗面、用便）、②車椅子動作、歩行動作、③身の回り動作、④手先の動作など、動作の評価により障害者の障害と回復程度を判定できる。

（後藤稠『最新医学大辞典』医薬業出版、1991）

(8) 生命・生活・人生の質（quality of life）

客観的には生物レベルで「生命の質」（癌の場合など）、個人レベルで「生

活の質」（心臓病の場合など）、社会レベルで「人生の質」（リハビリテーション）などと訳されている。

また、主観的には実存レベルで体験としての人生の質が考えられている。
（上田敏『目で見るリハビリテーション医学』東大出版会、1999）

8. 医療関係法規等

(1) 医師法
免許の取得について医師法第二条に以下のように記されている。
　　第二条　医師になろうとする者は、医師国家試験に合格し、厚生労働大臣の免許を受けなければならない。

(2) 保健師、助産師、看護師、准看護師
　　　　（pubkic health nurse, midwife, nurse, assistant nurse）

従来は、保健婦助産婦看護婦法(昭和23年)により、それぞれの定義、免許、試験、業務などに関する事項が定められていた。平成13年資格の名称が男女で異なっていることを改め、「婦」「士」を「師」とする改正を行い、保健婦助産婦看護師法となった。

保健師とは、保健師の名称を用いて保健指導に従事することを業とする者をいう。

助産師とは、助産又は妊婦・じょく婦・新生児の保健指導をなすことを業とする者をいう。

看護師とは、傷病者もしくは褥婦の療養上の世話または診療の補助をなすことを業とする者をいう。

准看護師とは、医師、歯科医師、または看護婦の指示を受けて、看護婦と同様の業務を行う者をいう。

免許については、保健師、助産師、看護師は厚生労働大臣の、准看護師は都道府県知事の免許が必要とされる。

(3) 理学療法士、作業療法士

医学的リハビリテーションの需要増加に対応して設けられた厚生大臣免許の資格である。

理学療法士とは、医師の指示のもとに、理学療法（身体に障害のある者に対し、基本的動作能力の回復を図るため治療体操などを行わせ、また電気刺激、マッサージなど物理的手段を加えること）を業務として行う者である。

作業療法士とは、医師の指示のもとに作業療法（身体または精神に障害のある者にその応用動作能力や社会適応能力の回復を図るため、手芸、工作その他の作業を行わせること）を業務として行う者である。

(4) 医療法

1）病　院

医療法でいう病院とは、「医師又は歯科医師が公衆又は特定多数人のため医業又は歯科医業をなす場所であって、患者20人以上の収容施設を有するもの」をいう。

2）診療所

医療法でいう診療所とは、病院と同じ条件の場所で「患者の収容施設を有しないもの、又は患者19人以下の収容施設を有するもの」をいう。

(5) 診療録（医師法第24条）(medical record)

1）記　載

医師は、診療をしたときは、遅滞なく診療に関する事項を診療録に記載しなければならない。

2）保　有

①病院又は診療所に勤務する医師のした診療に関するものは、その病院又は診療所の管理者において、②その他の診療に関するものは、その医師において、5年間これを保存しなければならないとされている。

9. 最新の衛生統計値

- **人口静態**：2002～2003年
  - 全国総人口：(2003) 1億2,761万9千人　人口性比（男／女）95.4％
  - 老人人口割合（2003）19％［全人口対］
    - 生産人口割合66.9％、年少人口割合14.0％
  - 従属人口指数（2003）49.4％［（従属年齢人口／生産年齢人口）×100］
    - 年少人口指数21.0％、老年人口指数28.5％、老年化指数135.8％
- **人口動態**：2002～2003年
  - 出生関係：粗出生率：(2002) 9.3、(2003) 8.9［人口千対］
    - 合計特殊出生率：(2002) 1.32、(2002) 1.29　総生産率：(2002) 0.64
    - 純再生産率：(2002) 0.64
    - 周産期死亡率：(2002) 5.5［人口千対］、
    - 乳児死亡率：(2002) 3.0［出生千対］、
    - 新生児死亡率：1.7［出生千対］
  - 死亡関係：粗死亡率：8.0［人口千対］
    - 三大死因の死亡率比（2003）［対死亡総数割合］
    - ①悪性新生物：　30.5％
      - 部位別悪性新生物の死亡率比［全悪性新生物対］

	男	女	
死亡率比：	肺*22.4％	胃	14.5％
	胃 17.3％	大腸	14.1％
	肝 12.9％	肺*	12.7％

      （肺*：気管、気管支、肺を示す）
    - ②心疾患：　15.7％
    - ③脳血管疾患：(2002) 13.3％、(2003) 13.0％
      - 脳血管疾患の疾患別死亡率（人口10万対）(2002)
      - 脳内出血：24.8、脳梗塞：63.9、蜘蛛膜下出血：11.7、全例：103.4
- **生命表**：2003年
  - 平均寿命　男性：78.36歳　女性：85.33歳（2002年）

10. 健康寿命

　2001年の簡易生命表では、男子78.07歳、女子84.93歳で、男女とも世界の長寿国の1つである。

　近年生命の質（QOL）や生活を重視する立場から健康で独立した生活を送ることができる年数（0歳児の場合）を健康寿命と呼ぶようになった。

　厚生省によると、近年の日本人の平均自立期間は、65歳で、男性15.1年、女性で18.4年であり、男性は1.6年、女性は2.8年が介助の必要な期間とされている。この自立期間を「健康寿命」（0歳児の場合）と呼んでいる。

　老齢化社会では、すべての人が、肉体的、精神的、社会的に完全に良好な状態であること（WHOの健康）は難しいが、医学、特にリハビリテーション医学（理学・作業療法）の助けをかりて健康な生活を目指すことは可能であると考えられている。

Ⅳ 医学用語と解説

　医学用語のうち、特に病名の用語の特長は、2語以上よりなる複合語であることである。
　例えば、胃癌 gastric cancer は、胃と癌との複合語である。
　なお、＊のマークのある用語が数語あるのは、この語は紙面の関係で本文には説明が挿入できなかった用語である。

　医学用語が複合語である点から、臨床現場（特に診療録）には、略語を用いることが多い。その多くは、イニシャルの語を基礎としている。略語の基となる英語を理解しないと間違うので、注意を要する。例えば、脳血管障害（CVD）と脳血管痴呆（CVD）のように両者の略語は同じ語となる。
　　　　　　　　　　（アンダーラインの文字は略語を示す）

I 基礎医学関連分野

1．臨床医学と基礎医学/clinical medicine & basic medicine （p.8）

臨床医学は患者に接し、観察・治療する医学、基礎医学は患者に触れることなく人体等の基礎的知識を研究する医学をいう。

2．細胞と臓器の機能 （p.8）

（1）核、ミトコンドリア、リボゾーム/nucleus, mitochondria & ribosome

核には染色体の中に遺伝子が存在し、ミトコンドリアは細胞呼吸によりクエン酸回路でATP合成を行い、リボゾーム上でタンパク合成を行う。いずれも細胞小器官に属する。

（2）DNA及びRNA

DNAはデオキシリボ核酸で、遺伝子の物質的本体で二本鎖をなすことが多い。RNAはリボ核酸で、メッセンジャーRNA（mRNA）、転移RNA（tRNA）は、これに属する。そして、DNA→転写→mRNA→アミノ酸の結合したtRNAがmRNAの情報を読み取り、アミノ酸がペプチド結合し蛋白を合成する。

（3）血球、血清、血漿/blood corpuscle & blood serum & blood plasma

血球は赤血球、白血球よりなり、血清は血液凝固後の上清をいう。血漿は抗凝固剤を加えた時の上清で血清にフィブリノーゲン等の凝固因子が加わっている。

（4）呼吸器/a respiratory organ

ガス交換とエネルギーの取り出しを行う。空気より血液（赤血球）に酸素を吸収し、血液より炭酸ガスを排出する（肺呼吸）。その後血液より組織に酸素を与え、炭酸ガスを吸収する（組織呼吸）。

（5）消化器/a digestive organ

消化と養分の吸収、即ち栄養素を食物として摂取し、運搬中に分解して吸収する臓器。また吸収後の糞便は腸内で便意を生じ、排便反射等で肛門より排出される。

（6）排泄器/an excretory organ

排便・排尿臓器を含む。排尿は、主として腎臓より、生体内代謝の結果、体内に生じた老廃物を排出すると共に、細胞外液の量、電解質濃度を保つ。排便は（5）消化器参照の事。

（7）循環器/a circulatory organ

養分、酸素、老廃物の運搬を行う、即ち心臓、血管、リンパ管よりなる。呼吸に関して、酸素、二酸化炭素の他、栄養素、ホルモン等を運搬する。肺循環と体内循環よりなる。

（8）内分泌器/an endocrine organ

ホルモンを産生する臓器。

(9) 神経系/a nervous system
　　　　生体内情報の伝達、処理を行う。即ち知覚、運動、分泌を行う。中枢神経と末梢神経に分かれる。

(10) 感覚器/a sensory organ
　　　　外部刺激(光・音・熱等)の変換器で、神経に伝えるような信号に変換する。①体制感覚(皮膚・筋の感覚)、②内臓感覚、③特殊感覚(嗅・視・聴覚)よりなる。

3．遺伝と先天異常 (p.12-17)

(1) 遺伝/heredity, inheritance
　　　　親から子に遺伝子が伝わり、それを設計図として子どもの心と体ができること。

(2) 染色体/chromosome
　　　　核内で塩基性色素で染まる糸状体で、DNAの二重らせん(二本鎖)とヒストンよりなる。22対、44個常染色体と、2個の性染色体よりなる。

(3) 先天異常/congenital abnormality
　　　　出生時の異常で①遺伝障害(受精前の障害で家族性、または同胞性あり)と②胎児障害(受精後の障害)に分かれる。

(4) 常染色体優性遺伝/autosomal dominant inheritance
　　　　常染色体の2つの対立遺伝子のうち1つの遺伝子の性質だけが現れたもの。

(5) 常染色体劣性遺伝/autosomal recessive inheritance
　　　　常染色体の2つの対立遺伝子のうち2つ揃わなければ性質が現れないもの。

(6) 伴性劣性遺伝/sex-linked recessive inheritance
　　　　X染色体に問題遺伝子があり、男性は発症する(優性遺伝)が女性は問題遺伝子1個では発症せず保因者となる(劣性遺伝)。

(7) 染色体異常/a chromosome aberration
　　　　構造異常(猫鳴き症候群等)と数の異常(常染色体はダウン症候群、性染色体はターナー・クラインフェルター症候群)がある。

(8) 遺伝相談
　　　　子孫の遺伝疾患等について相談を受け、人類遺伝学の原理を用いて、科学的な事実を説明し、結論は当事者に任せる。

4．内分泌 (p.17-21)

(1) ホメオスターシス/homeostasis
　　　　生体の恒常状態をいう。即ち臓器間の連係によって体温、血液濃縮度、血液酸性度等が一定に保たれた状態をいう。また内分泌、自律神経系の連係による自動調節機構を特にサイバネティックスという。

（2）ホルモン/hormone
　　　器官を構成する細胞より導管でなく血液に分泌され血液で運ばれ臓器特異性をもつ化学物質をいう。

（3）内分泌/internal secretion
　　　外分泌に対する語で、細胞で作られた物質が導管でなく血行を介し遠隔部の細胞に作用する形式をいう。

（4）脳下垂体/hypophysis
　　　前葉ホルモンは内分泌刺激ホルモン等で、視床下部ホルモンによる調節を受け、対応する内分泌臓器をコントロールする他、成長ホルモン等を分泌する。後葉ホルモンはオキシトシン、抗利尿ホルモンがある。

（5）性周期/sex cycle
　　　卵巣刺激ホルモン→卵胞成熟→卵胞ホルモン（子宮内膜増殖）→黄体形成ホルモン（急激増加後排卵）→黄体→黄体ホルモン（子宮内膜分泌）の系の調律による。受精しない時は、卵胞・黄体ホルモン減少で子宮粘膜が剥離し月経となる。

5．神経系（p.21-27）

（1）ニュウロン/neurone
　　　神経の単位で細胞体と樹状突起（インパルスを細胞体に伝達）と軸索（インパルスを細胞体より離れた方向に伝達）よりなる。

（2）中枢神経/central nervep.
　　　脳（大脳、小脳、脳幹）と脊髄が属する。身体の情報が求心性の末梢神経系より集まる。これに判断を下し、その興奮を遠心性の線維を経て効果器に送る。

（3）末梢神経/peripheral nervep.
　　　体性神経は、脳脊髄神経系で、脳組織即ち脳領域から出る末梢神経系繊維をいう。感覚性脳神経と運動性脳神経（随意運動）及び脊髄神経よりなる。自律神経系は、その項（6）で示す。

（4）錐体路/pyramidal tract
　　　随意運動に関係する投射線維をいう。延髄錐体で大部分交叉し、前索又は側索を下る。

（5）錐体外路/extrapyamidal tract
　　　大脳皮質より下行する運動経路のうち錐体路以外の不随意運動。経路全体の筋緊張、運動の調和を保つ。

（6）自律神経系/autonomic nervous system
　　　交感神経、副交感神経よりなり内臓を支配し、呼吸、循環、代謝等の生命に重要な機能を無意識に制御する神経系をいう。

（7）交感神経/sympathetic nerves
　　　　活動的、エネルギー発散型で、肉体運動やストレスの反応等の肉体活動を刺激する。

　　　副交感神経/parasympathetic nerves
　　　　非活動的、エネルギー保存型で内に向かう。食事、消化、排泄を行うとき優位となる。

（8）視床と視床下部/thalamus & hypothalamus
　　　　間脳に属し、自律神経の中枢をなす。視床下部ホルモンが神経終末から分泌され下垂体門脈血の中に集まり、下垂体ホルモンの分泌を調節（促進及び抑制）している。

（9）延髄/medulla oblongata
　　　　脳の最下部、脊髄の上部に位置し、呼吸中枢、神経中枢等がある。

（10）大脳と小脳/cerebrum, cerebellum
　　　　大脳は、神経細胞の皮質（灰白質）、神経線維の髄質（白質）よりなる。そして感覚領、運動領、連合領（精神活動）よりなる。小脳は、前庭、深部知覚の興奮が入り、反射的に体の平衡を保ち筋緊張を維持する。

（11）脊髄/spinal cord
　　　　感覚性脊髄神経が皮膚より上行路を経て大脳に、また運動性神経が大脳より下行路を経て筋肉に伝達する。また反射中枢が存在する。頸、胸、腰、仙、尾髄よりなる。

（12）脳幹/brain stem
　　　　間脳、中脳、橋、延髄よりなる。

（13）脳死/brain death
　　　　大脳死及び脳幹死をいう。日本では移植の場合に限り、脳死を死と認める。

6．免疫と移植 （p.23-27）

（1）免疫/immunity
　　　　生体が、外来の微生物や異物等を非自己として、自己と非自己を認識し、非自己を記憶し、非自己を選択的に排除する生体反応で、細胞性免疫と体液性免疫及び活動免疫と被動免疫に区別される。

（2）B細胞・T細胞/B cell, T cell
　　　　B細胞は体液性、T細胞は細胞性免疫を担うリンパ球。
　　　　B細胞：Bリンパ球幹細胞は骨髄でB細胞に分化し、脾臓やリンパ節で抗原刺激を受けて形質細胞になり、抗体グロブリン（IgM、IgG、IgA、IgE等）を産生し体液性免疫を司る。
　　　　T細胞：Tリンパ球は胸腺でヘルパーT細胞（$CD4^+$Th細胞）、キラーT細胞（$CD8^+$Th細胞）等に分化し、細胞性免疫（移植時の免疫）を司る。

（3）アレルギー/allergy
　　　ある抗原によって感作されていた個体が、再びその抗原に出会った場合に、その抗原に対して、強く反応し、その抗原に防衛的よりむしろ有害に作用する免疫反応をいう。

（4）移植/transplantation
　　　臓器を他臓器に植え付けることをいう。自家移植(同一個体内)、同種移植(異なった個体間)、異種移植(異なった種属の個体間)がある。

（5）ヒトの白血球抗原/human leukocyte antigen（HLA）
　　　移植抗原のうち、もっとも強い拒絶反応を示す抗原を生ずる遺伝子群を主要組織適合遺伝子複合体(MHC)という。ヒトのMHCはHLAである。

（6）炎症/inflammation
　　　組織の機能、構造の均衡を破る刺激に生理的に回復させる営みで腫脹、発赤、疼痛、熱感を4主徴とする。

II　臨床医学関連分野

1．感染症（p.32-43）

（1）細菌とウイルス/bacillus & virus
　　　細菌は代謝系を有し、培養可能である。ウイルスは代謝系なく培養に細胞を要し、大きさは長さで表すとほぼ細菌の1/10以下である。

（2）ウイルスと核酸/virus & nucleic acid
　　　ウイルスは核酸により、DNA型(B型肝炎、ヘルペス等)、RNA型(A・C型肝炎、インフルエンザ等)、RNA＋逆転写酵素型(エイズ等)に分類される。

（3）エイズとHIV/AIDS & HIV
　　　後天性免疫不全症候群で免疫の中枢であるヘルパーT細胞（CD4$^+$Th）が侵される。HIVは人のエイズウイルスをいう。

（4）エイズの感染経路と抗体検査/the way of infection & antibody assay
　　　エイズは、血液、精液より感染し、血清中のエイズ抗体の検出により発症を確認する。

（5）日和見感染/opportunic infection
　　　エイズ感染、免疫抑制剤投与で免疫不全の時、常在菌が毒性を発揮し感染、発症する。カリニ肺炎、カンジダ感染症、緑膿菌感染症、サイトメガロウイルス感染症等がある。

（6）新しい感染症の分類
　　　感染力と重篤性により、1類、2類、3類、4類、5類に分類される。

(7) プリオン病
　　　　異常なプリオンタンパクが脳に感染蓄積し、海綿状脳症を発症する。医原病として脳硬膜移植による発病例。変異性クロイツフェルトヤコブ病として狂牛病がある。

2．生活習慣病、成人病 (p.43-62)
(1) 悪性新生物
　1) 悪性新生物/malignant neoplasm
　　　　遺伝子の変異により細胞が無秩序に増殖し転移して臓器を損傷する。
　2) (悪性新生物)良性と悪性/benign & malignant
　　　　悪性腫瘍は良性腫瘍に比し浸潤性増殖度や転移しやすく、組織・細胞学的に異型性が強く、細胞分化性が低く未成熟である。
　3) 癌と肉腫/cancer & sarcoma：(CA & SA)
　　　　癌は上皮性の悪性新生物であり、肉腫は非上皮性の悪性新生物である。発生母体により差異を生ずる。

(2) 循環器疾患
　1) 動脈硬化症と成因
　　① 動脈硬化症/arteriosclerosis：(AS)
　　　　動脈壁の弾力性を失い、高血圧を生ずる。大中動脈では粥状硬化、小動脈では硝子様物質沈着を生ずる。
　　② 高脂血症/hyperlipidemia：(HL)
　　　　総コレステロール・中性脂肪・LDLコレステロールの上昇をいう。動脈壁の粥状硬化の原因となる。
　2) 高血圧/hypertension：(HT) またはhigh blood pressure (HBT)
　　　　最高血圧が140mmHg以上又は最低血圧が90mmHg以上に上昇した場合で、本態性及び症状性高血圧がある。
　3) 虚血性心疾患/ischemic heart disease：(IHD)
　　　　冠状動脈の狭窄による心筋虚血をいう。
　　① 狭心症/angina(pectoris)：(AP)
　　　　冠状動脈の狭窄で発症し、前胸部圧迫感を生じ、ニトログリセリンが有効である。
　　② 心筋梗塞/myocardial infarction：(MI)
　　　　冠状動脈が閉塞するため、心筋が壊死する。心不全等で死亡する事がある。

4） 脳血管疾患：(CVD)

① 脳出血/cerebral hemorrhage：(ICH)
脳内出血では、運動・感覚・言語障害を生ずる。くも膜下出血では激烈な頭痛で発症する。

② 脳梗塞/cerebral infarction：(CI)
脳血管の閉塞により、流域下の脳組織に虚血性壊死を生ずる。脳血栓は脳動脈硬化による。脳塞栓は心臓等からの血栓の脳動脈への移行による。

③ くも膜下出血/subarachinoid hemorrhage：(SAH)
脳底動脳瘤の破裂による、くも膜下腔出血をいう。激烈な頭痛で始まる。

(3) 糖尿病/diabetes mellitus：(DM)
インスリン欠如（Ⅰ型）・不足（Ⅱ型）による血糖値上昇をいう。Ⅰ型は、ウイルス感染等による。若年者に発症が多い。Ⅱ型は、細胞のレセプター障害によるインスリンの低下等が原因となる。成人に発症し、肥満を伴う事が多い。

① 血糖値/blood sugar：(BS)
膵臓ホルモン、インスリンで低下し、グルカゴンで上昇する。血漿ブドウ糖を測定する。空腹時126mg/dl以上を糖尿病診断の一部とする（WHO）。

② 糖尿病性合併症：(TRIOPATHY)
網膜症、腎症、神経症の他、足趾の壊疽等で動脈の変性に基づく。

(4) 痛風/gout
尿酸ナトリウム結晶の関節内部沈着で急性関節炎を生ずる。足の親指の腫れと激痛が多い。男性に多い。高尿酸血症が病因となる。

高尿酸血症/hyperuricamia
体外よりはプリン体の多い肉食等、体内よりはアルコール分解で消費されるATPの代謝で尿酸を生ずる。そして、血中尿酸7mg/dl以上をいう。痛風の病因。

(5) 自己免疫疾患と慢性関節リュウマチ

1） 自己免疫疾患/autoimmune disease：(AID)
自己の組織に反応する抗体が出現し、その作用で生体組織や機能が障害される。女性に多く、慢性関節リュウマチ、橋本氏病、全身性エリテマトーデス等がある。

2） 慢性関節リュウマチ/chronic rheumatoid arthrits：(RA)
関節滑膜上の抗原抗体反応で炎症が生ずる。リウマチ因子として抗変性IgG抗体を生ずる。多関節炎で滑膜に肉芽組織が生じ、軟骨次いで軟骨下の骨が侵入し、これらを破壊する。初期より朝のこわばり等を生ずる。

(6) 追加：生活習慣、飲酒、喫煙等

　1) 飲酒の身体影響/physical effect of drinking ＊
　　　生活習慣病（高血圧、脳出血、心筋炎、肝細胞ガン）等の発症と関係が深い。

　2) アルコール症/alcoholism
　　　飲酒の繰り返しによって生ずる。健康・社会・経済的障害を起こす慢性の疾病をいう。

　3) 喫煙の臓器障害と癌の関係/relationship between organlesion and cancer
　　　ブリンクマン係数（1日の喫煙本数×喫煙年数）が400以上になると肺ガン発生の危険度が確実に上昇する。

　　　受動喫煙 (passive smoking) ＊
　　　　喫煙者の近くにいる人が煙草の煙を吸入すること。副流煙（たばこの点火部から立ち上る煙）の吸入をいう。強度喫煙者の同居者に肺ガンを生ずる場合のあること等がある。

3．難病/intractable disease (p.62-63)
原因不明、治療法未解決で後遺症を残しやすい疾病（重症筋無力症、悪性関節リウマチ等）。
慢性で介護を要するため家庭の負担が大きい疾病（小児喘息、進行性筋ジストロフィー等）で、共に厚生労働省特定疾患である。

4．老化と関連疾患 (p.63-72)

(1) 老化現象/aging process　老化（成熟期後）/senescence
　　　加齢に伴う成熟以後の生理機能の減退、予備・免疫力低下により恒常性の崩壊の過程をいう。

　　老年学/gerontology
　　　加齢現象及び老人問題を社会・経済・医・心理学より研究する分野。医学については老年医学geriatricsという。

(2) 高齢者/the elderly, elderly person
　　　65歳以上をいう。

　1) 泌尿器
　　① 尿失禁/incontinence of urine
　　　不随意的排尿をいう。腹圧性・神経性尿失禁等がある。

　2) 感覚器
　　① 白内障/cataract
　　　水晶体が混濁し視力障害を生ずる。老化、糖尿病、ステロイド投与等で生ずる。

② 緑内障/glaucoma
    眼圧上昇により視力・視野に異常を来す疾患。
③ 難聴/deafness
    聴こえにくい事をいう。老人性難聴は感音性で高音部が欠損する。
3）運動器
  骨粗鬆症/osteoporosis
    骨質の組成は正常だが、骨量の減少した状態で骨折しやすい。加齢に伴う。
    カルシウム摂取、吸収の低下、閉経後では卵胞ホルモンの低下による。
4）神経系の疾患
  ① パーキンソン病/Parkinson disease
    中脳黒質細胞のドーパミン不足が原因で、筋強剛、安静時振戦等を生ずる疾患。
  ② 脊髄小脳変性症/spino-cerebellar degeneration
    遺伝性、錐体路・錐体外路・自律神経症状を示す疾患。
  ③ 頚椎症/cervical vertebral syndrome *
    頸椎における椎間板と椎体の退行性変化により、神経根（神経根症）及び脊髄（脊髄症）の圧迫症状を示す。
  ④ 坐骨神経痛/sciatica, Ischias *
    腰部椎間板ヘルニア等による神経痛、ラセーグ徴候を示す。
5）精神関連疾患
  ① 痴呆/dementia：(DM)
    後天的に獲得した知的機能・見当識障害が日常生活能力が妨げられるほど減退した状態をいう。
  ② 脳血管性痴呆/cerebral vessel type dementia：CVD「脳血管障碍/－discaseもCVD」
    脳卒中等の脳血管性病変による脳梗塞等で生じた疾病で、病変の部位によるまだら痴呆が多い。
  ③ アルツハイマー型痴呆/Alzheimer disease：(AD)
    神経原線維変化、ベータアミロイドを含む老人斑を生じ、原発性で症状として健忘、夜間せん妄を生じる。初老期に発症する痴呆をいう。
  ④ 老年痴呆/senile dementia：(SD)
    老年期に生ずる脳血管性痴呆、アルツハイマー型痴呆等をいう。
  ⑤ 統合失調症/schizophrenia： SC(h) 前の精神分裂症
    青年期に発病し、忘想、幻覚・自我・感情・意欲・行動障害の症状を呈する

内因性精神病をいう。

⑥ 躁鬱病/manic depressive psychosis ＊
感情障害を主とし、躁病相と、うつ病相が周期的に繰り返す内因性精神病をいう。

⑦ 疾病性と事例性/illness & caseness ＊
疾病性とは、医学的概念による疾病か否かの判断をいい、医療の比重が大きくなる。事例性とは、どんな事情でそうなったかの諸要因を文化的・社会的概念で捉える。心理的、福祉的な比重がより高い。

⑧ アルコール精神病/alcohoric psychosis ＊
アルコールの中毒に起因し、器質性の脳損傷を伴う神経障害。振戦譫忘・幻覚症等がある。

6) 呼吸器の疾患

肺炎/pneumonia ＊
肺の炎症性変化で、肺胞内に滲出液が貯留するのが主な病変である。老人では死亡の例がある。

5．カルテ、診療記録/medical record（p.073-76）
患者の背景、既往・家族・職歴、現在の症状についての系統的レビュー、理学的所見、臨床検査成績等を記載した記録。5年間保存の義務がある。

（1） 健康診断/medical examination
一般疾病の早期発見・治療を目的とする。全臓器の健全性の診断。事業所は雇い入れ時、年1回定期に医師による診断が義務づけられている。

（2） 貧血と肝機能検査/anemia & liver function test
貧血は、循環血単位量当たりヘモグロビン濃度、赤血球数の正常範囲を越える減少（11gHb/dl以下はすぐ治療の必要がある）をいう。肝機能検査では、GOT、GPT等の肝臓細胞に多い酵素の逸脱酵素が正常値を越えた場合は、肝機能障害を疑う。

Ⅲ　公衆衛生学・予防医学関連分野
人を単位として医学の領域からよりよい社会を作ることを目的とする分野をいう。

1．公衆衛生/public health（p.78）
地域・職域等の集団を対象とし、予防・環境衛生の手法を用い集団に属する人々の健康保持を行い、医療チーム等によって長寿の実現を期待する科学と技術をいう。

2．予防医学/preventive medicine （p.78-79）
　　　　病気の原因を除去する事により、疾病を未然に防御する医学で、個人・集団を対象とする。

3．衛生統計/biostatistics, health statistics （p.79-81）
　　　　衛生・衛生行政に関する統計をいう。人口静態・動態統計がある。

4．食品中毒/food poisoning （p.82-85）
　　　　飲食物を摂取することで起こる健康障害。細菌、有毒化学物質等が原因となる。

（1）国民栄養調査/national nutrition survey
　　　　国民の栄養状態を医師・栄養士で世帯別に行う調査をいう。

（2）食品衛生/food hygiene
　　　　生育、生産、製造から人に摂取されるまでのすべての段階において、食品の安全性、健全性、正常性を確保する手段をいう。

5．精神保健、精神衛生/mental health, mental hygiene （p.85-87）
　　　　精神障害等の予防・医療・保護から国民精神的健康の保持を図るための保健、衛生、医学をいう。

6．環境保健、環境衛生、環境医学 （p.88-89）
　　　　/environmental health, environmental hygiene, environmental medicine
　　　　ヒトの外環境による健康障害を対象とする保健、衛生、医学をいう。

7．在宅ケア （p.90-95）

（1）在宅介護/home care
　　　　在宅のまま患者、障害者の疾病・障害の影響を少なくする介護システムをいう。

（2）施設介護/institutional care
　　　　介護保険下では介護老人保健施設、介護老人福祉施設、介護療養型医療施設であり、在宅介護では難しい要介護老人等に入っていただく施設をいう。

（3）介護/nursing care
　　　　身体・動作面の介助のほか、家事・外出を含み、患者の自立を目指す援助行為をいう。

（4）介護者/care giver, care worker, attendant
　　　　介護をする人。

（5）要介護老人/impaired elderly person, the impaired elderly, the aged need of care
　　　　介護を必要とする高齢者をいう。

8．保健・医療・福祉（p.96-99）

（1）保健/health
　　　　健康の保持増進をいう。

（2）医療/medical service, medical care
　　　　医学的方法による障害の制限・防止をいう。

（3）福祉/welfare
　　　　理念として生活上のニーズの充足という客観的な裏付けをもった、幸福の状態をいう。

（4）リハビリテーション/rehabilitation
　　　　障害者を対象とする場合では、失った機能の回復のみならず、障害者の人間らしく生きる機能の回復（全人間的復権）をいう。

（5）機能・形態障害/impairment
　　　　生物レベルで捉えた障害で、麻痺、失語、失行、失認等の機能障害と切断等の形態障害を併せたものをいう。

（6）能力障害/disability
　　　　個人レベルで捉えた障害で、歩行障害、日常生活障害、コミュニケーション障害、社会生活障害、職業能力障害等をいう。

（7）社会的不利/handicap
　　　　社会的存在としての人間レベルで捉えた障害で、疾患や機能・形態障害及びこれに基づく能力障害と環境条件との（関わりあいで）積として起こってくる。失職、職場・家庭での役割の喪失、経済的困難等である。

（8）日常生活行為（活動）/activity of dialy living
　　　　食事、洗面、用便等の日常生活をいい、患者あるいは障害者がどの程度まで日常の肉体精神活動に耐えられるかを知るに用いる。

（9）生命・生活・人生の質/quality of life
　　　　主観的には体験としての人生の質であるが、客観的には①生物レベルのQOL、即ち生命の質、②個人レベルのQOL、即ち生活の質、③社会レベルのQOL、人生の質よりなる。

（10）ノーマライゼーション/normalization
　　　　障害者を特別視せず、普通の人と同じように受け入れ、必要な措置をしていくという考え方をいう。

9．医療関係・法規等（p.99-100）

（1）医師/medical practitionors
　　　　医師国家試験に合格し、医業をなすことを国より承認された者。保健指導を行う事により、公衆衛生の向上に寄与する。

(2) 保健師と看護師/public health nurse & resistered nurse
保健師は国家試験に合格し、免許により保健指導・診療の補助を行う者をいう。看護師は国家試験に合格し、傷病者または褥婦に対する療養上の世話または診療の補助を行う者をいう。近年、男子・女子を合わせ保健師・看護師という事となった。

(3) 理学療法士と作業療法士/physical terapist & occupational terapist
理学療法士は運動、物理的手段により、基本的運動能力の回復を図る職種をいう。作業療法士は、手芸工作その他の作業により応用的動作能力や社会適応能力の回復を図る職種をいう。

(4) 病院と診療所/hospital & clinic (or medical office)
病院は、医業をなす場所で患者20人以上の収容施設を有するもの。診療所は19人以下の収容施設をいう。

(5) 社会保障、社会福祉/social security, social welfare
社会保障は、国民の最低生活を確保し、国民生活の安定を図るために生活の困窮者に対し経済支援を行う。社会福祉は、身体障害者、児童、その他援助育成を必要とする者が自立してその能力を発揮できるよう生活指導等を行う。

(6) 公的介護保険/Pablic care insurance
政府が主として40歳代より掛金を確保し、在宅・入所・入院の介護サービスが受けられるシステムをいう。公的介護保険施設として介護老人保健施設、介護老人福祉施設、介護療養型医療施設がある。

注) 医療関係法規等の項目中の、医師、保健師、看護師、理学療法士、作業療法士は、いずれも厚生労働大臣の免許が必要である。

参考図書

全般に関する参考書

福祉士養成講座編集委員会、介護福祉士養成講座

介護福祉士養成養成講座10、中央法規、1997

社会福祉士養成講座14、医学一般、中央法規、1992

南山堂医学大辞典、南山堂、18版、1998

ステッドマン医学大辞典、第4版、メジカルビュウ社、1997

仲村優一等編、現代社会結社事典、第4版、全国社会結社協議会、1980

上田敏、大川弥生編、リハビリテーション医学大辞典、医歯薬出版、1996

基礎医学に関する参考書

大倉興司、人類遺伝学入門、第3版、医学書院、1987

上代淑人監訳、ハーバー・生科学、丸善、1986

中村　沃編著、生理学テキスト、中外医学社、1984

高木　篤監、内海　真等著、エッセンシャル微生物学、第3版、医歯薬出版、1969

大西義久等編、エッセンシャル病理学、第3版、医歯薬出版、1988

天児和陽・南嶋洋一、系統看護学講座、微生物学、第7版、医学書院、1995

伊東一郎、解剖生理学知識の整理、第5版、医歯薬出版、1998

小山次郎、大沢利昭、免疫学の基礎、東京化学同人、1989

谷口直之、米田悦啓、医学を学ぶための生物学、南江堂、1998

真島美信、人体生理学ノート、第5版、金芳堂、1999

臨床医学に関する参考書

藤田拓男他13名共著、必修内科学、改訂第2版、南江堂、1994

メルクマニュアル、第16版、日本語版、第1版、メジカルブックサービス、1994

高齢者医療メルクマニュアル、第2版、日本語版、第1版　メジカルブックサービス、1997

日本老年医学会編、老年医学テキスト、メジカルビュウ社、1997

谷口直之等、がんとは何か、中山書店、1996

長沢紘一等監、吉岡優子、カルテの読み方と基礎知識、薬業時報社、1997

大西義久他、エッセンシャル病理学、第Ⅲ版、医歯薬出版、1988

平井俊策、アルツハイマー型痴呆と脳血管性痴呆、医薬ジャーナル社、1994

リチャード・ローズ著、桃井健司・網屋慎哉訳、草思社、2001

BIO-RAD, Plactolia® BSE (Bovine Spongiform Encephalopathy) BIO-RAD社、2001

選択編集部、狂牛病「プリオンの正体」、2001、10、選択出版株式会社、p.120-123
小野喬節・佐伯圭一：脳とプリオン、朝倉書店、2001
山崎修道等編、感染症予防必携、日本公衆衛生協会、1999

公衆衛生に関する参考書
緒方正名編著、基礎　衛生・公衆衛生学(第2版)、朝倉書店、2000
緒方正名編著、現代　衛生・公衆衛生学、朝倉書店、1985
緒方正名、藤井俊子編著、食品衛生学、朝倉書店、2002
緒方正名編著、基礎　栄養学、朝倉書店、1990
緒方正名編著、健康科学概論、朝倉書店、1992
緒方正名編著、詳述　衛生・公衆衛生学、同文書院、1987
楯　博、高橋昌己編著、衛生・公衆衛生学用語辞典、医学出版社、1997
松浦十四郎等編、中村泰久等著、国民衛生の動向、厚生統計協会、1997及び1998

索　引

《あ》

RNAウイルス ……………………33
ICFモデル ………………………98
ICIDHモデル ……………………98
IgE ………………………………25, 27
IgA ………………………………25
IgM ………………………………25
IgG ………………………………25, 62
悪液質 ……………………………46
悪性新生物 ………………………44
悪性新生物第一次予防 …………46
悪性新生物第二次予防 …………47
悪性新生物の特徴 ………………49
悪性新生物のまとめ ……………49
悪性新生物予防 …………………46
アジドチミジン（AZT）………40
アセチルコリン …………………21
アテローム性動脈硬化 …………50
アポクリン腺 ……………………11
アミノ酸代謝異常症 ……………17
粗出生率 …………………………80
アルツハイマー型痴呆 …………73
アルファ遮断剤 …………………68
アレルギー疾患 …………………26
安静時狭心症 ……………………54
異型狭心症 ………………………54
移植 ………………………………27
Ⅰ型糖尿病 ………………………58
一次予防 …………………………79
1類感染症 ………………………43
一般高齢者の老化疾患 …………66
遺伝 ………………………………12
遺伝子 ……………………………13
遺伝障害 …………………………13
遺伝相談 …………………………16
遺伝病 ……………………………14
遺伝病の予防 ……………………16

イニシエーター …………………45
医療 ………………………………96
医療保護入院 ……………………86
インスリン ………………………19, 57
インスリン依存性糖尿病 ………58
インスリン非依存性糖尿病 ……58
インペアメント（impairment）…97
ウイルス …………………………32, 33, 47
ウイルス肝炎 ……………………36, 41
エイズ（AIDS）…………………37
エイズの（感染経路と）疫学 …38, 40
衛生統計値 ………………………80
衛生統計値（最新）……………101
HIV ………………………………37
栄養所要量 ………………………85
A型ウイルス肝炎 ………………36, 43
エリテマトーヂス（SLE）……61
Lドーパ …………………………72
延髄 ………………………………21
横溢性尿失禁 ……………………67
応急入院 …………………………86
黄体形成ホルモン ………………20

《か》

介護休業制度 ……………………95
潰瘍性大腸炎 ……………………63
活性酸素 …………………………64
活動免疫 …………………………23
滑面小胞体 ………………………9
過敏症 ……………………………26
花粉症 ……………………………26
カルシウム拮抗剤 ………………53
カルシトニン ……………………71
カルテ ……………………………74
癌 …………………………………45
感覚器 ……………………………12
癌患者の心の対策 ………………48

肝機能	76
環境医学	88
環境衛生学	88
桿菌	33
患者対照研究	81
感受性とその対策	34, 35
感染型食中毒	82
感染経路とその対策	34, 38
感染源とその対策	34, 38
感染症	32
感染症対策	34
間脳	21
癌の告知	48
癌発生の抑制物質	47
ガンマGTP	76
癌予防の12カ条	47
記憶障害	73
危険因子	79
基礎医学	8
基礎体温法	20
機能面の老化	64
逆転写酵素	33, 38
球菌	33
急性腎不全	69
橋	21
狭心症	53
虚血性心疾患	53
近親婚	16
くも膜下出血	55
クラス（リウマチの障害度分類）	61
グラム染色	33
グルカゴン	19
ケアマネジャー	95
形態面の老化	64
血液感染	38
血漿	10
血小板	10
血糖値	58
健康増進法	79
原虫	34
合計特殊出生率	80

高血圧症	52
高血圧合併症	52
高血圧症と血圧	51
抗原	24
高脂血症	52
公衆衛生学の定義	78
恒常性（ホメオスターシス）	18, 65
甲状腺	19
抗体	25
高尿素血症	69
公的介護保険	94
高比重リポ蛋白	51
5類感染症	43
国民栄養	85
骨芽細胞	71
骨髄移植	28
骨粗鬆症	71
ゴルジ装置	9
コロナルケアユニット（CCU）	54

《さ》

サイバネティクス	18、65
細菌	32, 33, 34
細菌性感染症	35
在宅介護	90
在宅介護者	90
在宅ケア	90, 91
在宅要介護者	91
細動脈硬化	50
細胞性免疫	23
サルモネラ菌	82
三次予防	79
3大死因	80
3類感染症	43
GOT	76
C型ウイルス肝炎	37
GPT	76
視覚	70
自己免疫疾患	26, 61
死産率	81

施設ケア	92
自然獲得免疫	24
自然死産率	81
自然毒食中毒	82
死亡統計	80
周産期死亡率	81
出生統計	80
粥状硬化	54
受療率	81
循環器疾患のリスクファクター	49
純生産率	80
消化管	11
消化腺	11
症候性高血圧	53
常染色体	13
常染色体優性遺伝	15
常染色体劣性遺伝	15
食中毒	82
食物と癌	46
女性ホルモン	19
真菌	32, 34
心筋梗塞	54
神経系	12
神経性尿失禁	67
人工獲得免疫	24
人工死産率	81
人口静態統計	80
新ゴールドプラン	93
新生児黄疸	26
新生児死亡率	81
新型肺炎サーズ	40
腎性糖尿病	58
腎不全	59, 69
膵臓	19
ステージ（パーキンソン病の重症度分類）	71
生活習慣病	43
生活の質（QOL）	98
性細胞	13
精子	13
精神障害者社会復帰促進センター	87
成人病	43

精神保健福祉法	85
精神保健法	85
性染色体	13
性ホルモン	19
生命表	81
生理的老化	63
脊髄小脳変性症	71
赤血球	10
切迫性尿失禁	67
染色体	13
染色体異常	15
先天異常	13
先天性風疹症候群	16
前立腺癌	68
前立腺肥大症	67
臓器移植法	29
早期癌の5年生存率	47
総生産率	80
組織呼吸	10
措置入院	86

《た》

第1号被保険者	94
体液性免疫	23
体細胞	13
胎児障害	13
胎児免疫	26
代謝疾患の分類	61
体循環	11
体性神経	22
第2号被保険者	94
多因子遺伝	15
煙草	46
単一遺伝	14
地球温暖化	88
地球環境	88
痴呆	73
中枢神経	21
中脳	21
腸炎ビブリオ	82

聴覚	70
腸管出血性大腸菌	83
痛風	60
DNAウイルス	33
T細胞	24
定期接種	35
ディスアビリティ（disability）	97
低比重リポ蛋白	51
テロメア	64
伝達物質	20
糖化ヘモグロビン	58
糖尿病	57
糖尿病性神経症	59
糖尿病性腎症	59
糖尿病性動脈硬化	59
糖尿病性網膜症	58
動脈硬化症	50
ドーパミン	72
毒素型食中毒	82
特別養護老人ホーム（旧）	92
トリグリセライド、コレステロール	52

《な》

内分泌	18
内分泌器官	12
難聴	70
難病	62
Ⅱ型糖尿病	58
肉腫	45
二次予防	79
日常生活活動（ADL）	98
ニューロン	21
尿酸	60
尿失禁	66
尿毒症	69
2類感染症	34, 44
任意予防接種	35
任意入院	86
妊産婦死亡率	81
妊娠反応	20

脳下垂体	19
脳幹	21
脳血管疾患	49, 54
脳血管障害	54
脳血栓症	55
脳梗塞	55
脳死	23
脳出血	55
脳塞栓	56
脳卒中	55
脳卒中の鑑別	57
脳内出血	55
ノーマライゼーション（normalization）	90
ノルアドレナリン	21

《は》

パーキンソン病	72
肺炎	71
肺呼吸	10
肺循環	11
白内障	70
破骨細胞	71
橋本氏病	61
長谷川式痴呆診断法	73
白血球	10
白血病	45
反射性膀胱による尿失禁	67
伴性遺伝病	15
伴性劣性遺伝	15
ハンディキャップ（handicap）	97
PMI	80
B型ウイルス肝炎	36, 37
B細胞	24
ビタミン	18
被動免疫	24
肥満症	51
肥満と疾患	50, 51
病気の反応力不明確	66
標準体重	52
病的老化	64

日和見感染 …………………………27
不安定狭心症 ………………………54
腹圧性尿失禁 ………………………67
副甲状腺 ……………………………19
福祉 …………………………………96
副腎髄質 ……………………………19
副腎皮質 ……………………………19
ブドウ球菌 …………………………82
プロモーター ………………………45
プリオン病 …………………………41
平均寿命 ……………………………81
ベータ遮断剤 ………………………53
ベーチェット病 ……………………63
包括医学 ……………………………79
包括医療 ……………………………96
放射線 ………………………………47
訪問看護 ……………………………92
保健 …………………………………93
保健・医療・福祉サービス ………93
保健、医療、福祉の統合 …………93
母子感染 …………………………39, 40
ボツリヌス菌 ………………………82
ボディ・マス・インデックス（BMI）…52
ホルモン …………………………18, 47
本態性高血圧 ………………………53

《ま》

慢性関節リュウマチ ………………61
慢性腎不全 …………………………69
ミトコンドリア ……………………9
メチシリン耐性黄色葡萄状球菌 …35
免疫 …………………………………23
免疫不全症候群 ……………………26

《や》

Yahr重症度分類 ……………………72
優性遺伝病 …………………………15
有病率 ………………………………81
要因対照研究 ………………………81

要介護状態区分1 …………………95
要支援状態 …………………………95
予防医学 ……………………………78
予防接種 ……………………………35
4類感染症 ………………………34, 43

《ら》

卵子 …………………………………13
卵胞刺激ホルモン …………………19
罹患率 ………………………………81
リケッチア …………………………34
リハビリテーション ………………96
リボゾーム …………………………9
リュウマチ因子（RA） ……………62
緑内障 ………………………………70
臨床医学 ……………………………8
劣性遺伝病 …………………………14
レビー（Lewy）小体 ………………72
老化現象 ……………………………63
老化と代謝面の変化 ………………65
老化と防衛反応の低下 ……………65
老化のエラー説 ……………………64
老化のプログラム説 ………………64
労作性狭心症 ………………………54
老人性難聴 …………………………70
老衰死 ………………………………65
老年期特有疾患 ……………………66

■編著者略歴

緒方　正名（おがた　まさな）
1926年　　岡山市に生まれる
1949年　　岡山医科大学　卒業
1962～1991年　岡山大学医学部教授
1983～1985年　岡山大学医学部長
1991～1999年　川崎医療福祉大学教授
現　在　　岡山医療技術専門学校校長
　　　　　岡山大学名誉教授・医学博士

■執筆者略歴

小林　春男（こばやし　はるお）
1949年　　下関市に生まれる
1976年　　麻布獣医科大学大学院　卒業
1990年　　山口大学医学部講師
現　在　　川崎医療福祉大学教授
　　　　　医学博士・獣医学博士

緒方　正敏（おがた　まさとし）
1965年　　岡山市に生まれる
1992年　　愛媛大学医学部　卒業
1996年　　岡山大学大学院　卒業
1998年　　独立行政法人　国立病院機構、岩国医療センター
　　　　　内科医・医学博士

新版 医学概論・用語
―保健・医療・福祉について―

1998年10月20日　初　版第1刷発行
2000年 4 月10日　第1版第1刷発行
2002年 4 月30日　第2版第1刷発行
2004年 9 月30日　第3版第1刷発行
2008年 9 月25日　第3版第2刷発行

■編著者──　緒方　正名
■発行者──　佐藤　守
■発行所──　株式会社　大学教育出版
　　　　　　〒700-0953　岡山市西市855-4
　　　　　　電話 (086) 244-1268(代)　FAX (086) 246-0294
■印刷製本──サンコー印刷(株)
■装　　丁──ティー・ボーンデザイン事務所

©Masana Ogata 1998, Printed in Japan
検印省略　　落丁・乱丁本はお取り替えいたします
無断で本書の一部または全部の複写・複製を禁じます

ISBN978-4-88730-486-4